ゆるめる力
骨ストレッチ

骨《コツ》をつかむと体も心もラクになる!

私たちは日常のなかで、知らないうちに〝無駄な力〟を使ってしまっています。

疲れがなかなか抜けず、体のあちこちに痛みがあるのは、こうした力の浪費が当たり前になってしまっているため。

いくらマッサージでほぐしても体の使い方が同じままなら、疲れやすい体質は変わりません。しばらくしたら、また元に戻ってしまうでしょう。

そこでおすすめしたいのが、私が考案した「骨ストレッチ」です。

このメソッドを実践すると、短時間で身のこなしが軽やかになり、ひどい肩こり、腰痛、膝痛からも解放されていきます。少々無理をしてもあまり疲れがたまらないので、毎日心地よく過ごせるようになるでしょう。

大事なのは、筋肉ではなく「骨」を意識して動かすこと。

元気になろう、健康になろうと、無理に頑張る必要はありません。骨にアプローチすれば、もっとラクに動ける体が必ず手に入ります。いや、頑張ろうという意識を手放し、心と体をもっとゆるめることを心がけたほうが、「心地よく動ける体」が手に入りやすくなるでしょう。

これまでどんなトレーニングを試してもあまり効果を実感できなかったり、長続きしなかった方にこそ、骨ストレッチ流の体の使い方で体も心もラクになっていただければと思います。

力を入れるよりも、力を抜くこと。体を固めるよりも、ゆるめること。……こうしたコツがわかってくると、あなたの日常は大きく変わります。

松村 卓

目次

第4章
なでるだけでも体はほぐれる

第5章
体も心も「ゆるめる力」

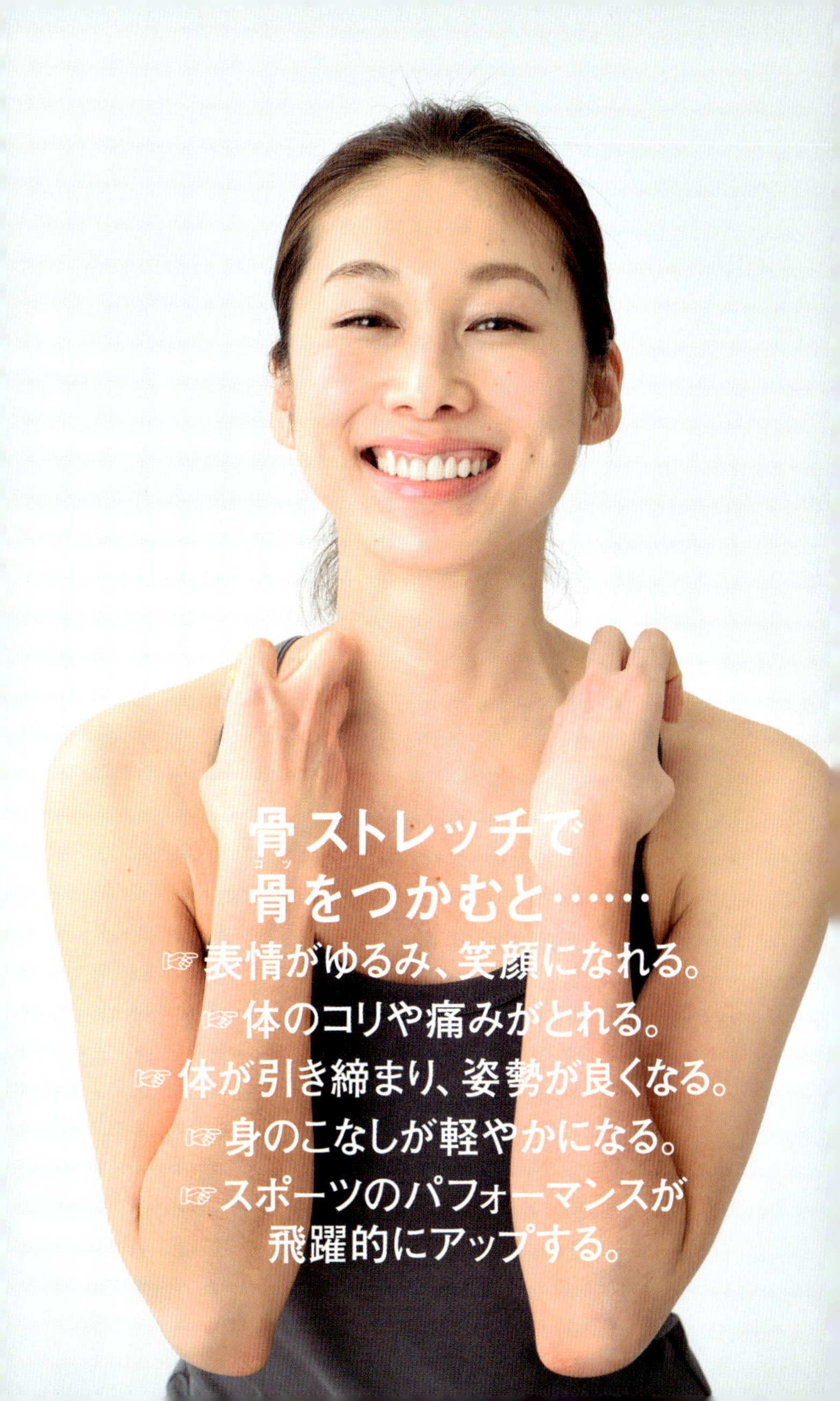
骨ストレッチで
骨《コツ》をつかむと……
☞表情がゆるみ、笑顔になれる。
☞体のコリや痛みがとれる。
☞体が引き締まり、姿勢が良くなる。
☞身のこなしが軽やかになる。
☞スポーツのパフォーマンスが
飛躍的にアップする。

まずはじめに

パワールートをつくってみよう

① 片方の手の親指と小指をつないで輪をつくる。

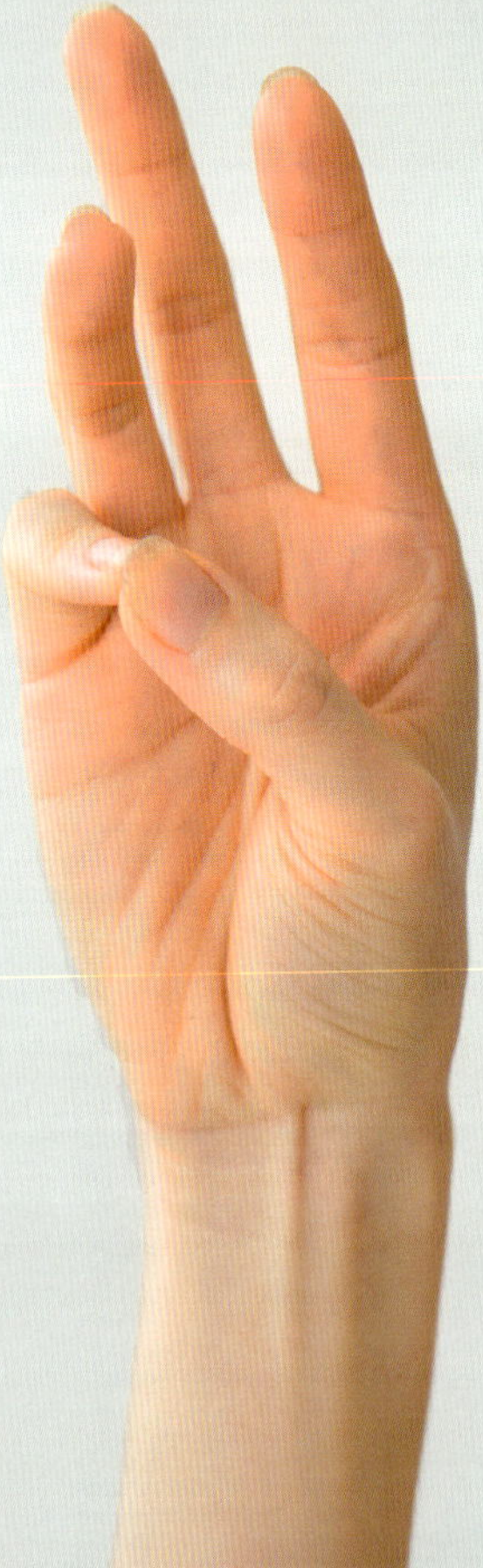

「親指と小指を
つなげる」ことが
骨（コツ）をつかむ
第一歩！

② もう片方の手の親指と小指で、手首の両側のグリグリした部分を押さえる。

※ この「基本ポーズ」をとることで、全身に刺激が伝わる「パワールート」がつくられます。
※ 基本ポーズをおぼえたら、早速、「骨ストレッチ」にトライしてみましょう!

これが

骨ストレッチの「基本ポーズ」!

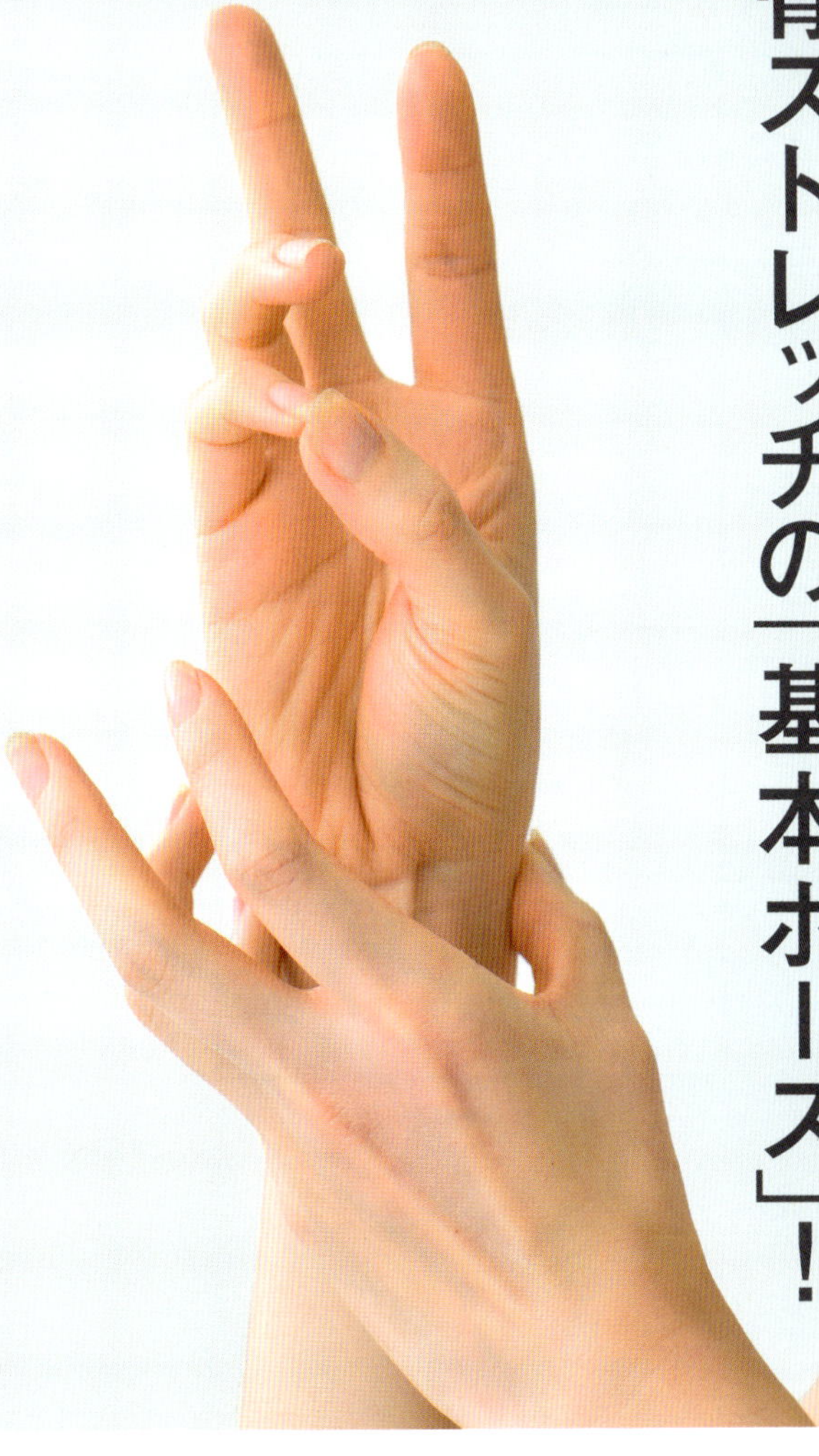

手首ブラブラ

まずトライしてほしいのが、基本ポーズの状態で手首を左右に振る「手首ブラブラ」。とても簡単なメソッドですが、肩の関節のこわばりがとれ、腕がラクにまわるようになります。ただ手首をブラブラさせているだけなのに、なぜか肩がほぐれていくのです。

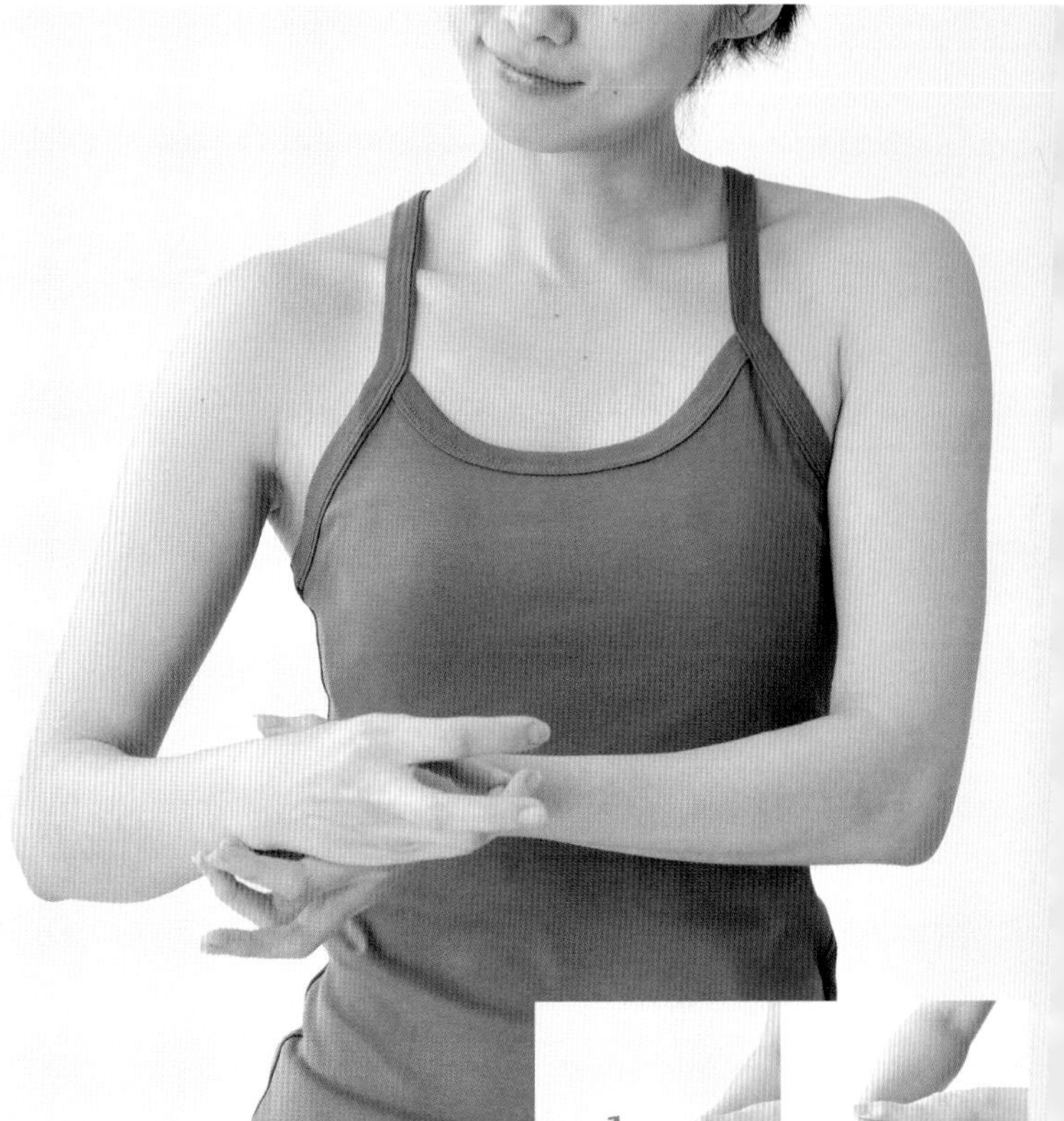

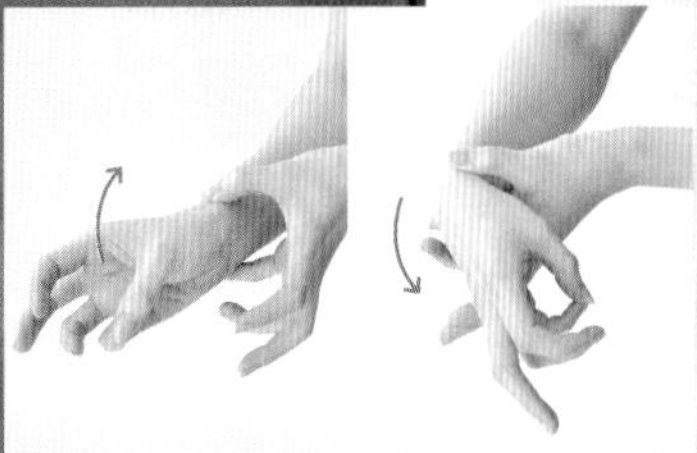

☞ 手首をブラブラさせるだけで肩のコリがほぐれていく!

鏡の前で「手首ブラブラ」を行うと、ブラブラさせている側の肩が自然と下がり、どんどんとほぐれていくのがわかります。腕をまわして確かめてみると、前よりもずっとスムーズにまわることに驚かされるでしょう。

① 骨ストレッチの「基本ポーズ」(9ページ参照)をつくり、そのままお臍《へそ》の前に出す。

② 押さえられたほうの手首を左右にブラブラと振る。(7回程度)

※ 同じ動作を反対の手でも繰り返す。

※ 脇を軽く開き、力を抜いて小刻みに振ると効果が体感しやすくなります。

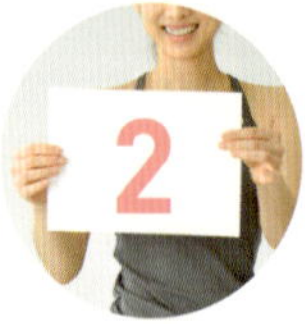

鎖骨《さこつ》ひねり

スムーズで心地よい身のこなしを実現するためのカギは、実は鎖骨にあります。両側の鎖骨を親指と小指で上下に押さえ、体を左右にひねってみてください。鎖骨が動くと肩甲骨《けんこうこつ》、肋骨《ろっこつ》、骨盤などが連動し、全身が滑らかに動きだします。ウエストが引き締まり、上半身がすっきり軽くなるのが実感できます。

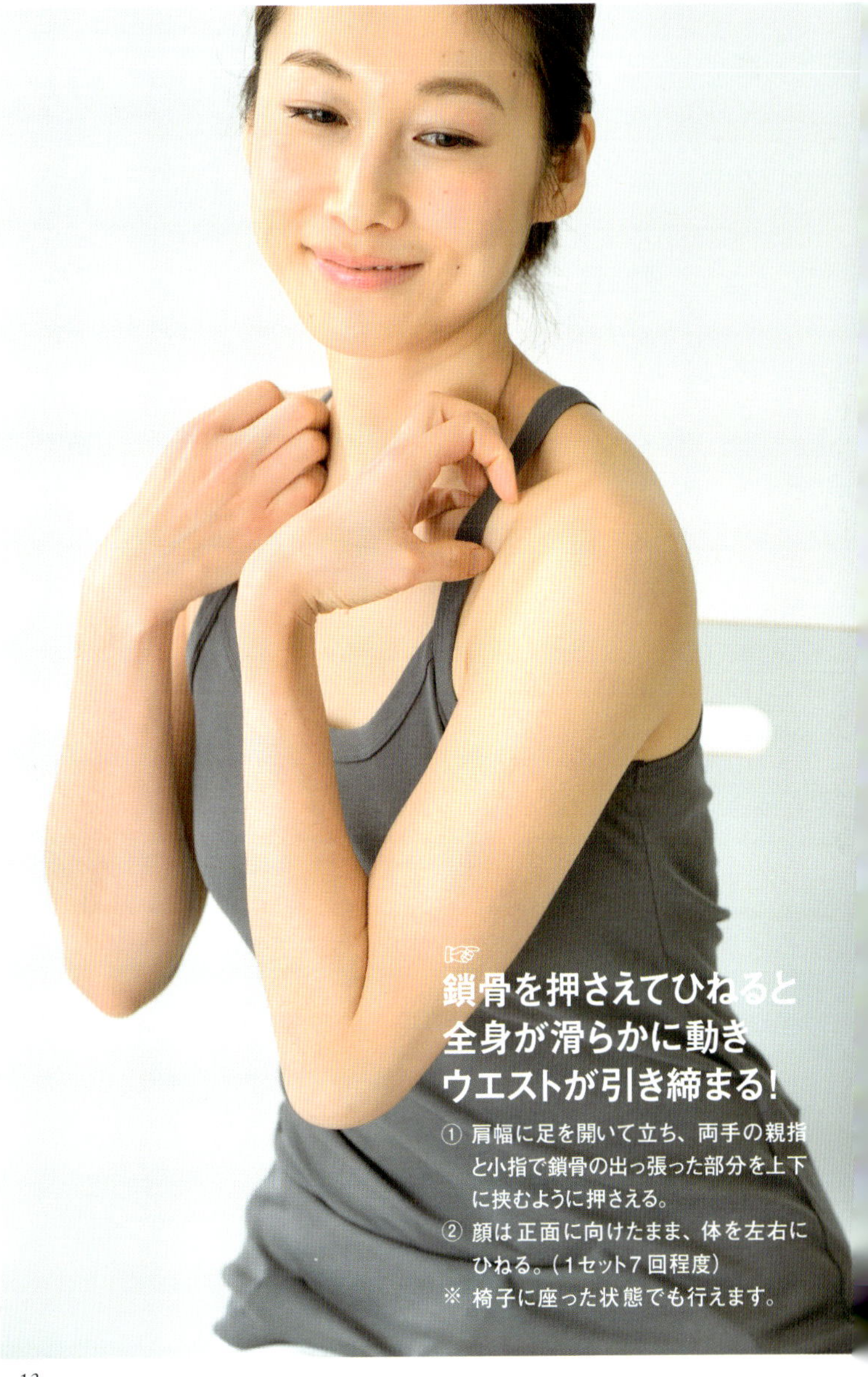

☞
鎖骨を押さえてひねると全身が滑らかに動きウエストが引き締まる!

① 肩幅に足を開いて立ち、両手の親指と小指で鎖骨の出っ張った部分を上下に挟むように押さえる。
② 顔は正面に向けたまま、体を左右にひねる。(1セット7回程度)
※ 椅子に座った状態でも行えます。

カギは鎖骨にあり！

普段ほとんど意識しない鎖骨ですが、この骨を意識して体が動かせるようになると、武術の達人や一流のアスリートのようなスムーズな身のこなしがラクに実現できます。

といっても、難しいことではありません。鎖骨を親指と小指で押さえることで簡単に〝コツ〟がつかめるからです。

試しにその状態でパンチを打ってみてください。体幹《たいかん》が効果的に使えるようになるため、ボクシング経験のない女性でも腰の入った重いパンチが打てるはずです。

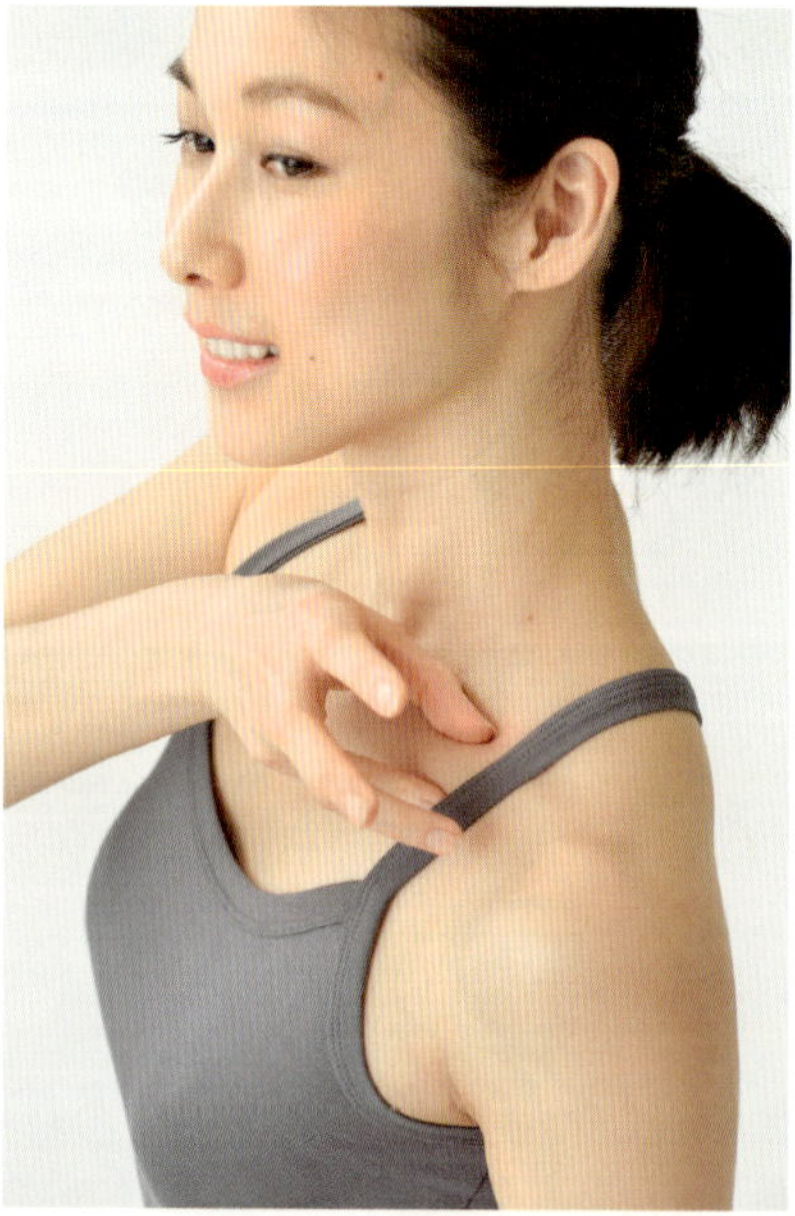

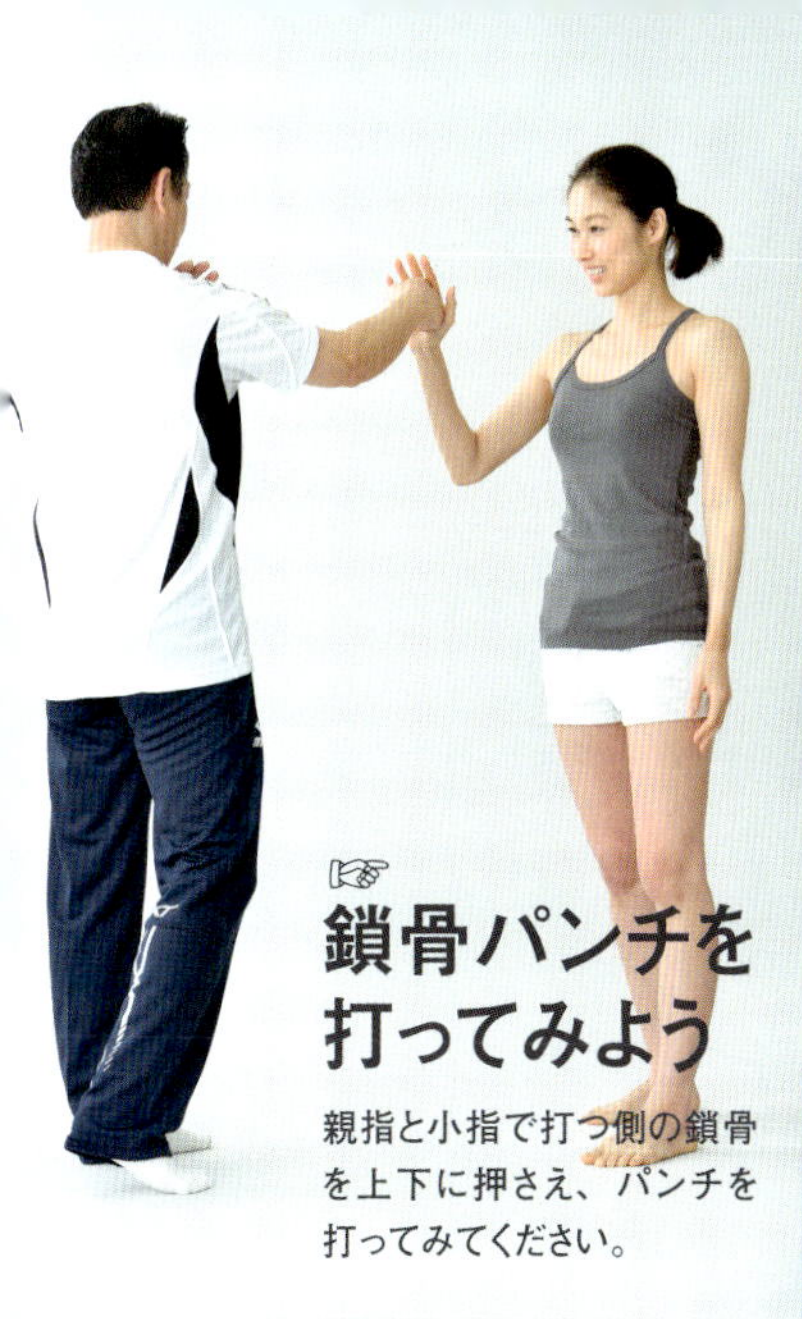

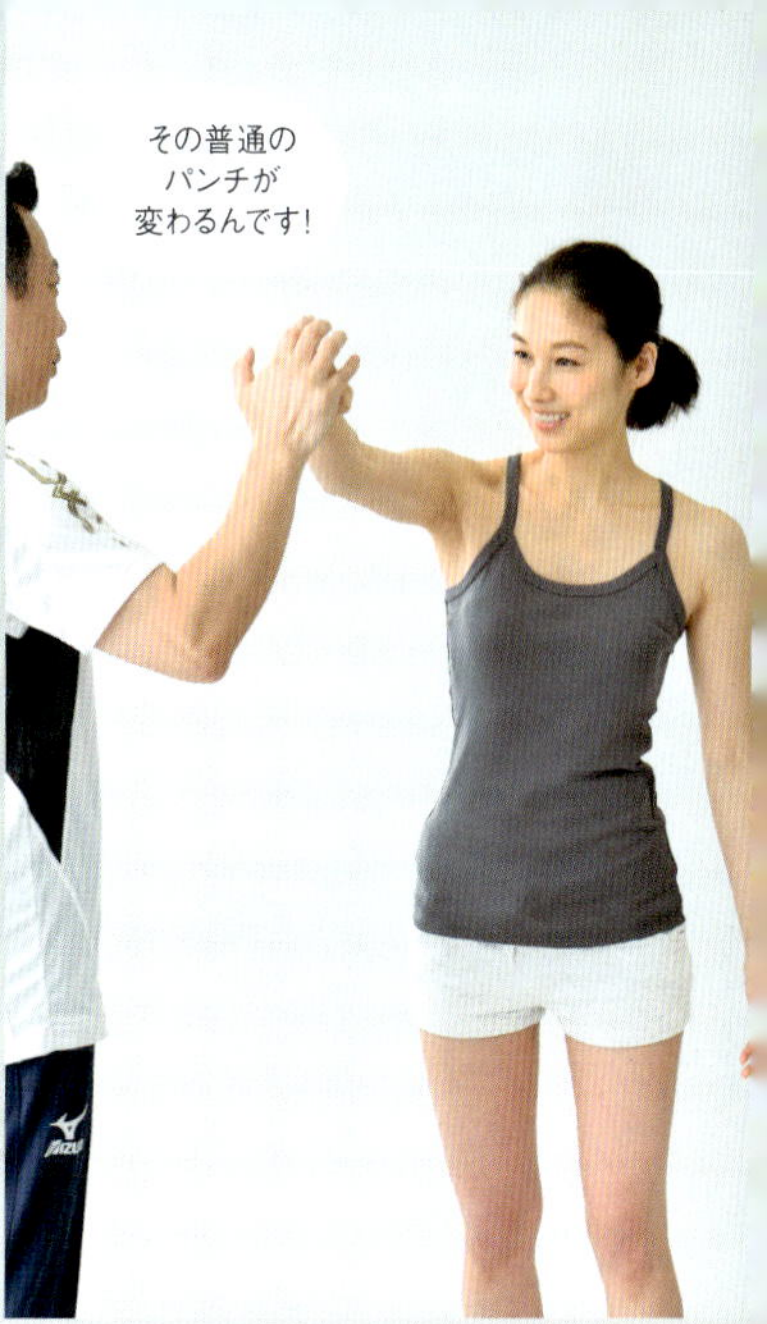

その普通の
パンチが
変わるんです!

鎖骨パンチを打ってみよう

親指と小指で打つ側の鎖骨を上下に押さえ、パンチを打ってみてください。

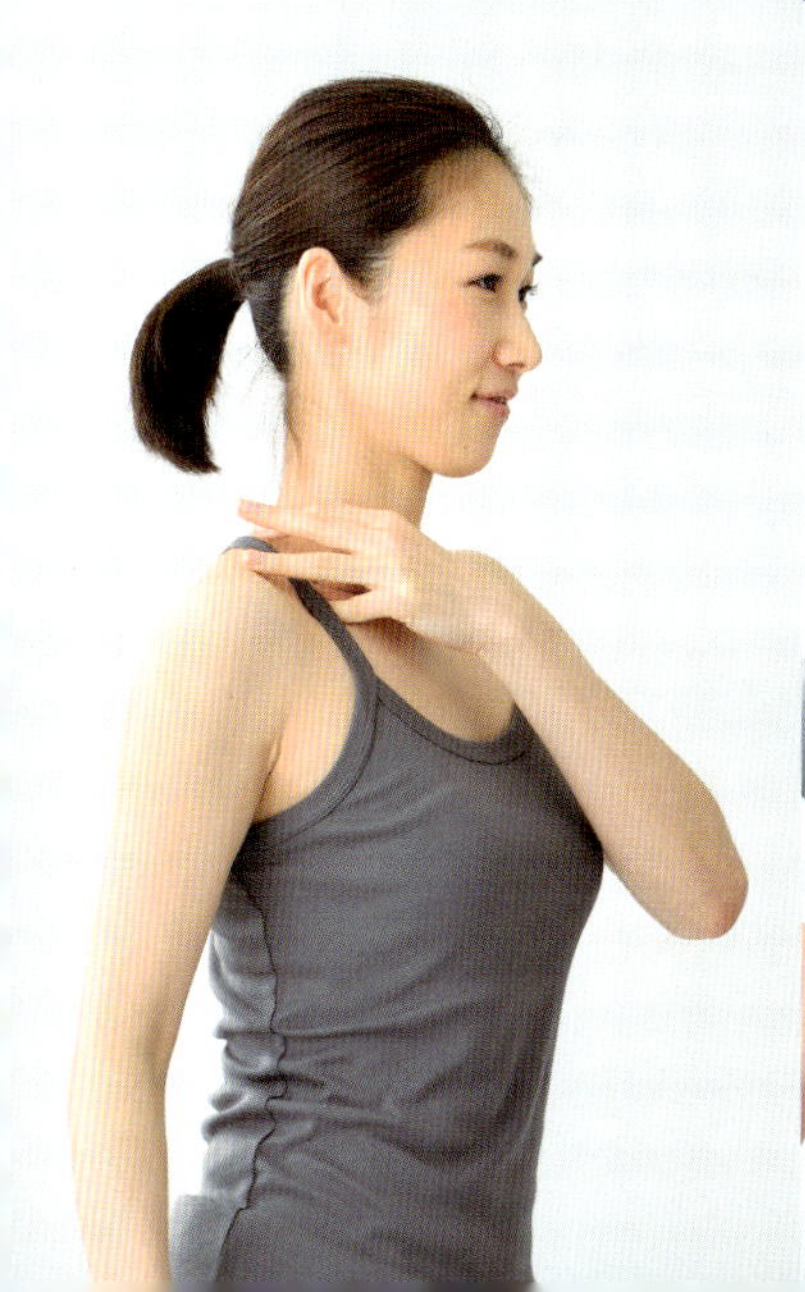

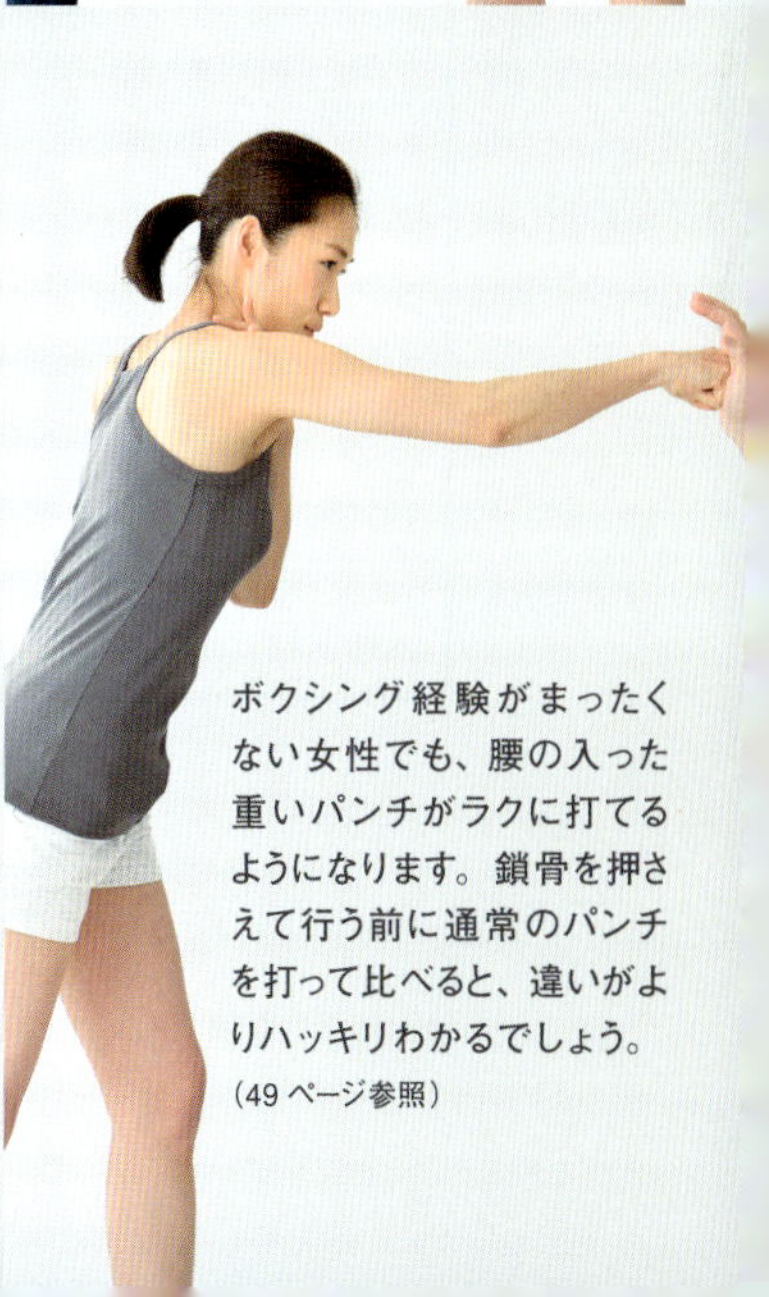

ボクシング経験がまったくない女性でも、腰の入った重いパンチがラクに打てるようになります。鎖骨を押さえて行う前に通常のパンチを打って比べると、違いがよりハッキリわかるでしょう。

（49ページ参照）

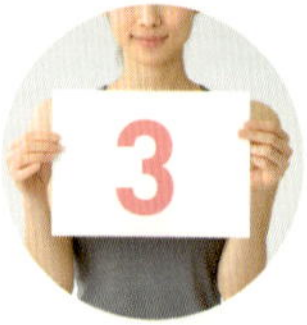

手首肩甲骨《けんこうこつ》ストレッチ

鎖骨に続いて意識してほしいのが、背中側にある肩甲骨の柔軟性。骨ストレッチの基本ポーズ（9ページ参照）をつくり、肘《ひじ》を直角に曲げた状態で後方にひねると、肩甲骨や肋骨《ろっこつ》が一緒に動き、上半身の筋肉がとても柔軟になります。ウエストの引き締め効果もあり、肩こりの改善にも効果抜群です。

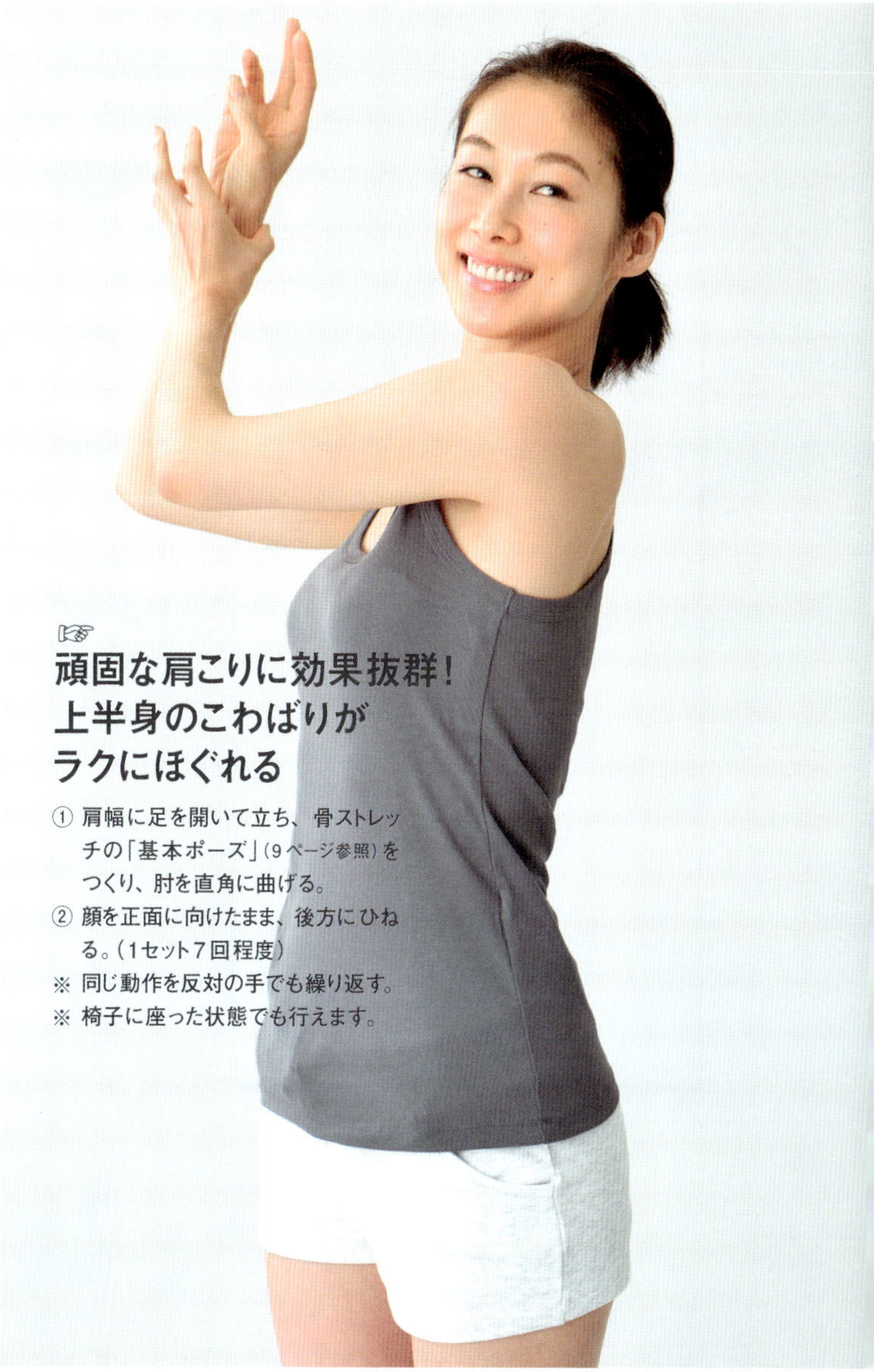

頑固な肩こりに効果抜群！上半身のこわばりがラクにほぐれる

① 肩幅に足を開いて立ち、骨ストレッチの「基本ポーズ」(9ページ参照)をつくり、肘を直角に曲げる。
② 顔を正面に向けたまま、後方にひねる。（1セット7回程度）
※ 同じ動作を反対の手でも繰り返す。
※ 椅子に座った状態でも行えます。

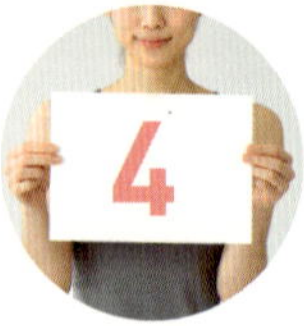

「ダブルT」で立つ！

立ち方を変えるだけで、体の疲れがとれると言ったら驚く人も多いでしょう。でも、ここで紹介する「ダブルTの立ち方」を身につけると、その意味が深く実感できるはずです。電車で立っている時もつり革なしで大丈夫。横から押されても、「柳に風」のように体が力を吸収し、グラつかなくなります。

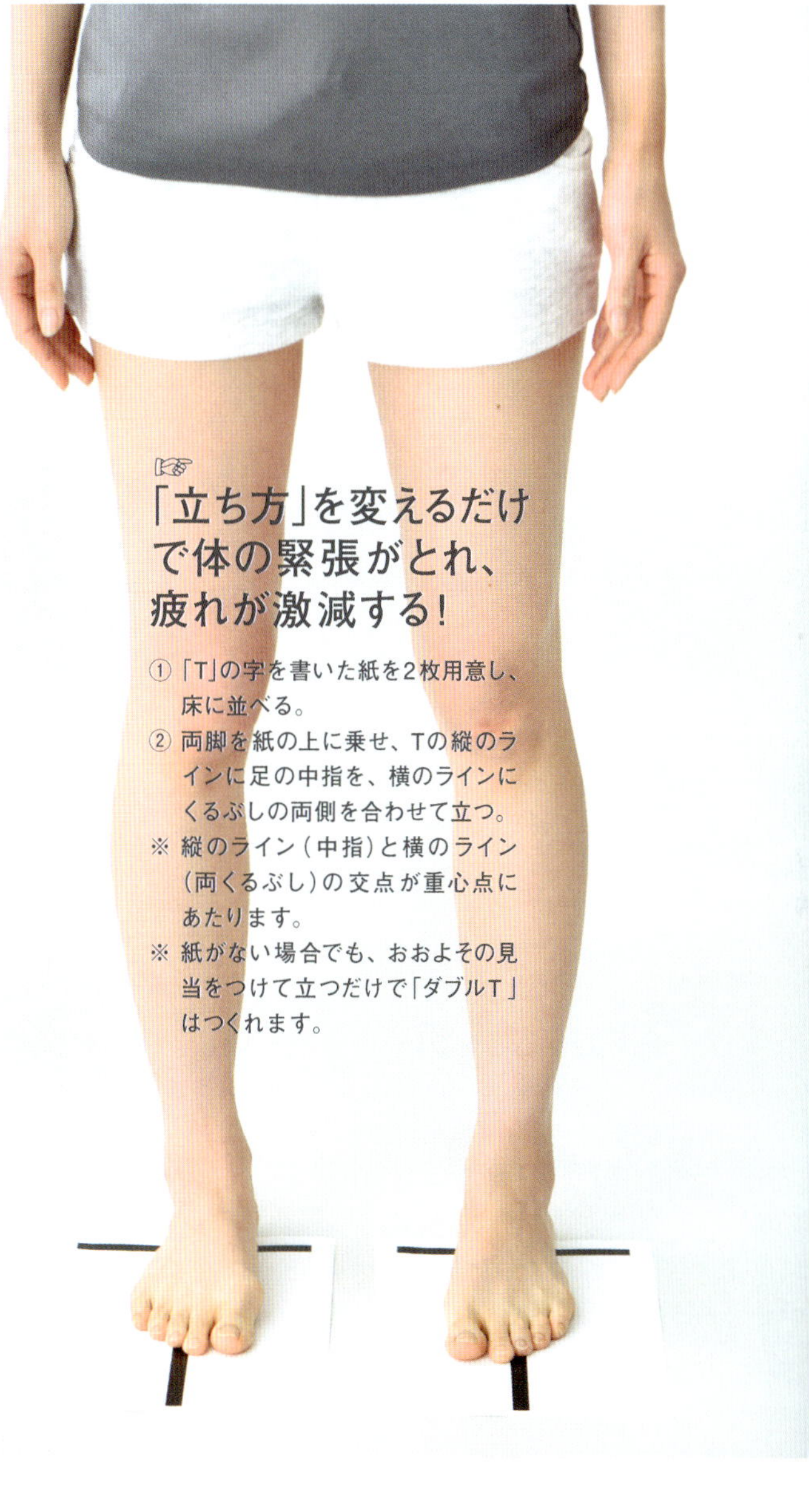

☞

「立ち方」を変えるだけで体の緊張がとれ、疲れが激減する!

① 「T」の字を書いた紙を2枚用意し、床に並べる。

② 両脚を紙の上に乗せ、Tの縦のラインに足の中指を、横のラインにくるぶしの両側を合わせて立つ。

※ 縦のライン（中指）と横のライン（両くるぶし）の交点が重心点にあたります。

※ 紙がない場合でも、おおよその見当をつけて立つだけで「ダブルT」はつくれます。

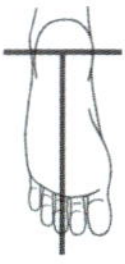

「ダブルT」で立つと押されてもグラつかない！

「ダブルT」を意識して立つと、肩の力が抜け、下半身が自然と安定していきます。パートナーに横から押されてもグラつかず、長時間でもラクに立っていられます。

試しにダブルTではない従来の立ち方で、パートナーに押してもらい、両者の違いを比較してみてください。

通常では、思い切り踏ん張っていても、堪《こら》えきれずにグラついてしまうはずですが、ダブルTで立っていると、不思議なことに相手の力をラクに受け流せてしまいます。（64ページ参照）

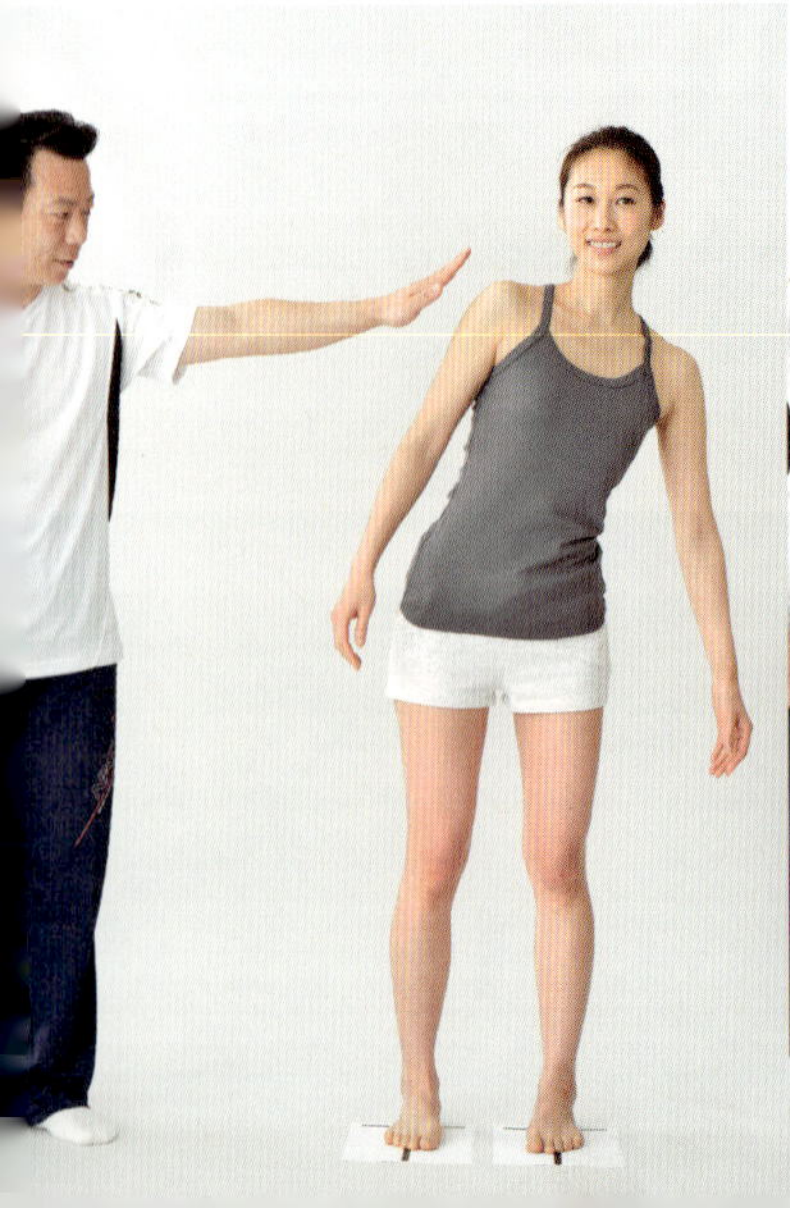

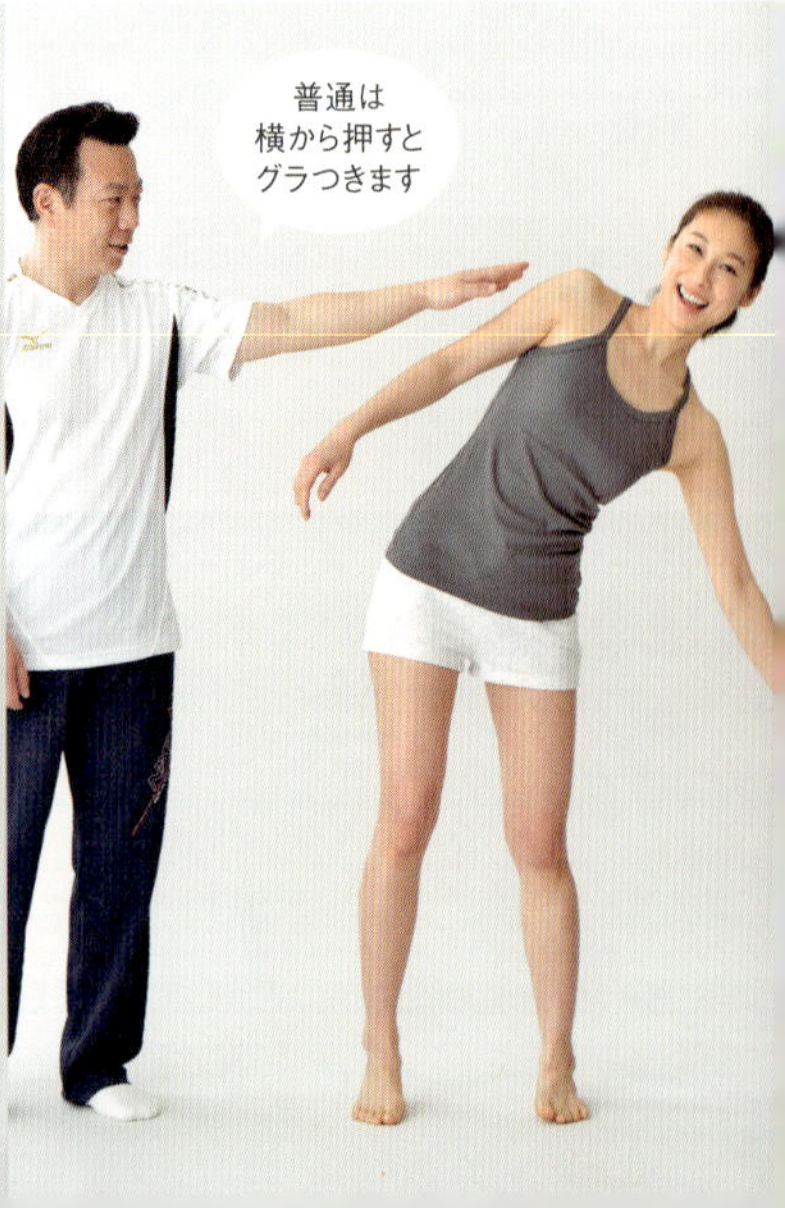

女性でも負けない！
「腕相撲」が急に強くなる⁉

もう一つ試してほしいのが、「ダブルT」での腕相撲です。

ダブルTで立ってパートナーと向かい合い、腕相撲をしてみてください。相手の体格が勝っていても、体の重さが活用できるので、相手をひょいと負かしてしまえるはずです。

これは、両脚で紙をクシャクシャにしないよう意識するだけでも、同じ効力が発揮されます。

そう、地面に踏ん張らないほうが、実は大きな力を出せるのです。（66ページ参照）

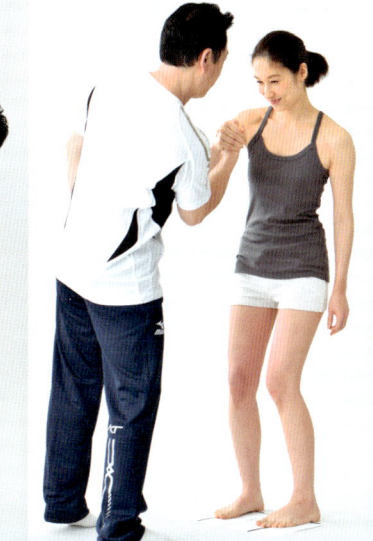

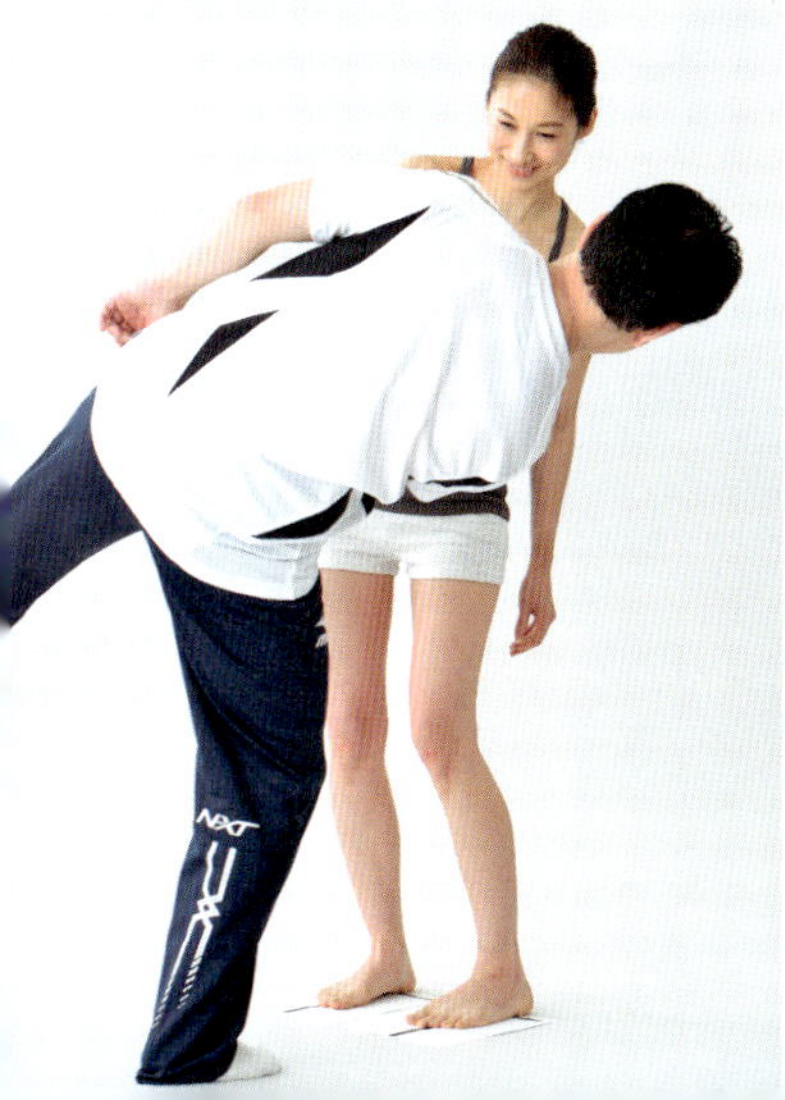

オフィスで「骨ストレッチ」

手のひら返し

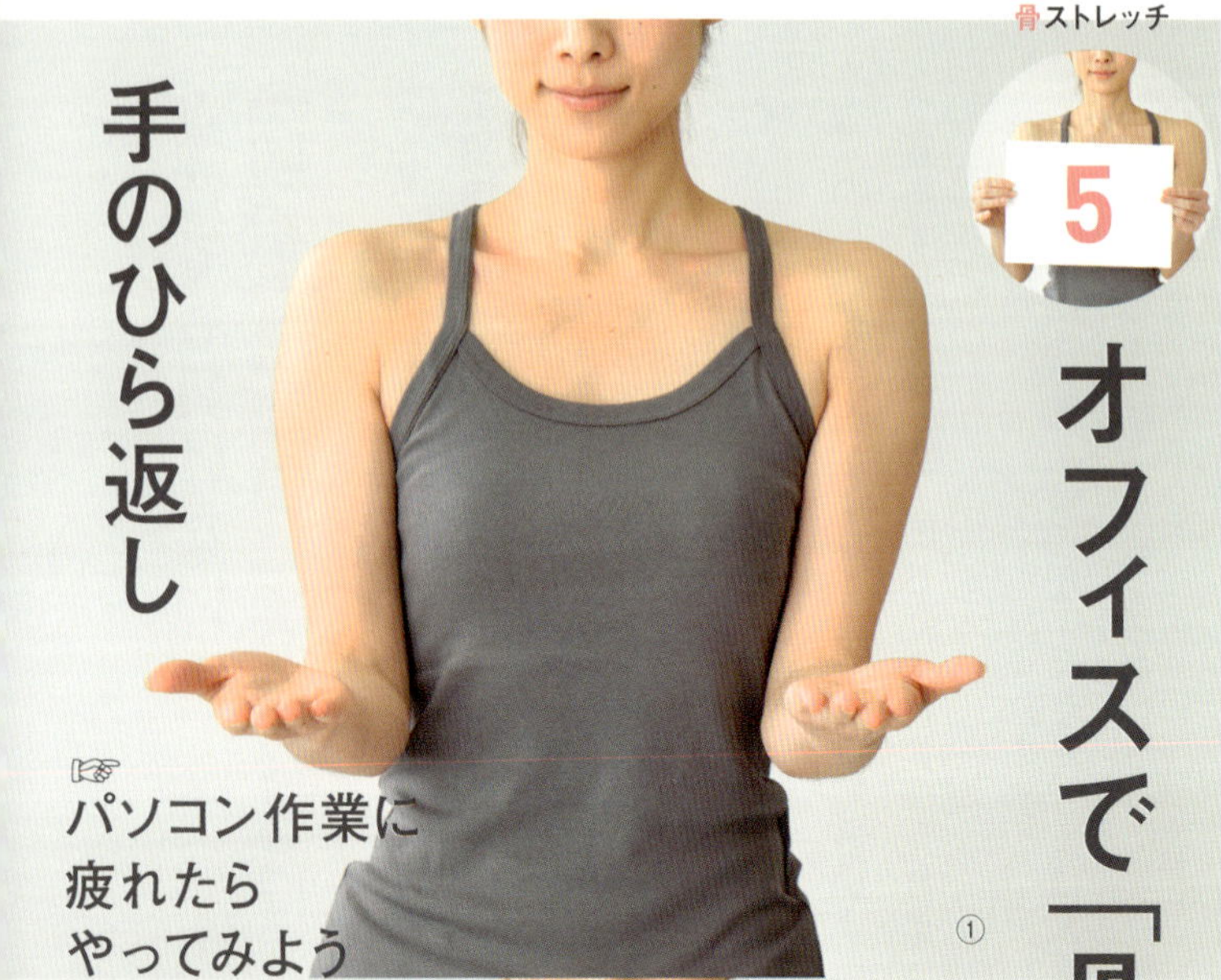

①

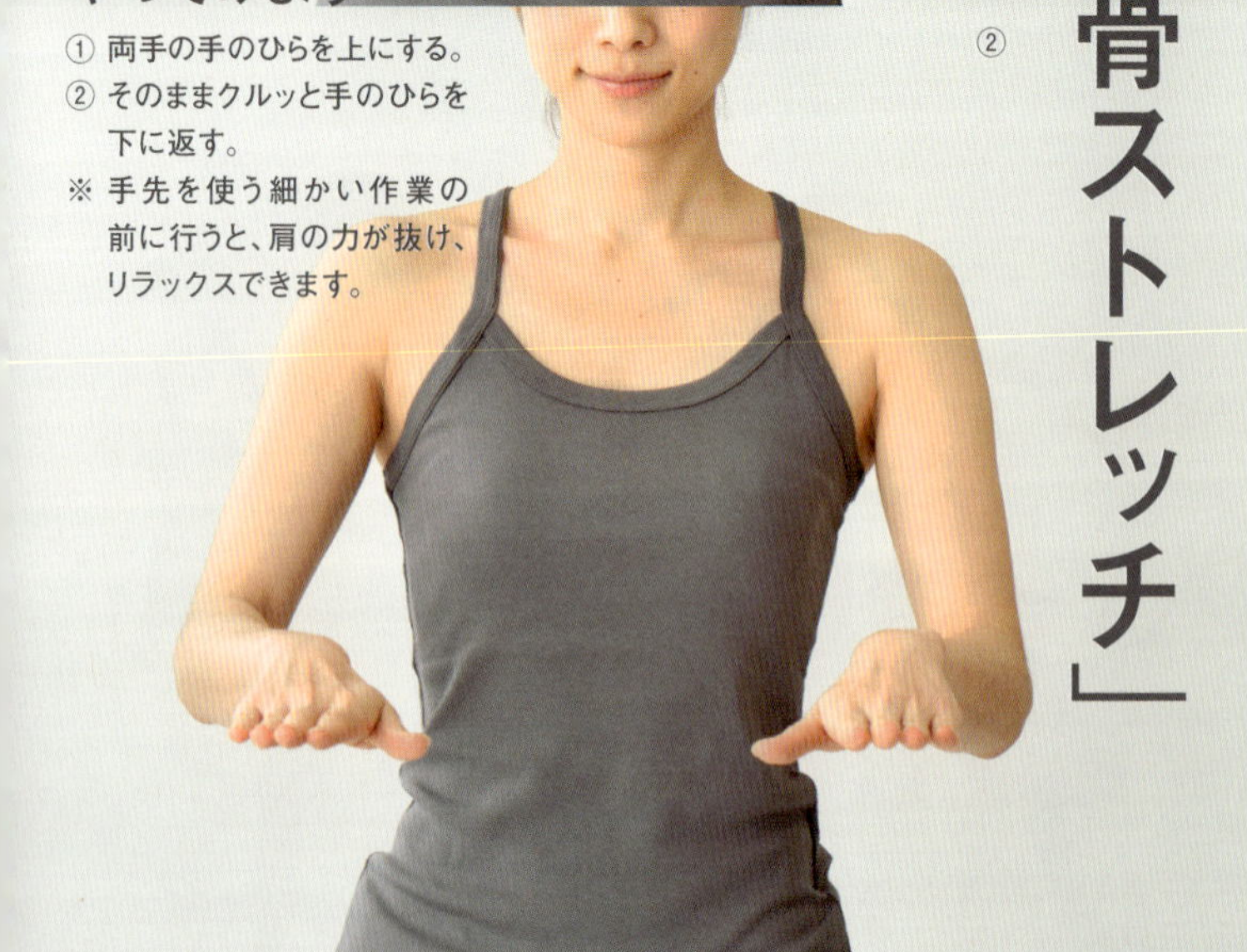

②

☞ パソコン作業に疲れたらやってみよう

① 両手の手のひらを上にする。
② そのままクルッと手のひらを下に返す。
※ 手先を使う細かい作業の前に行うと、肩の力が抜け、リラックスできます。

手首背伸び

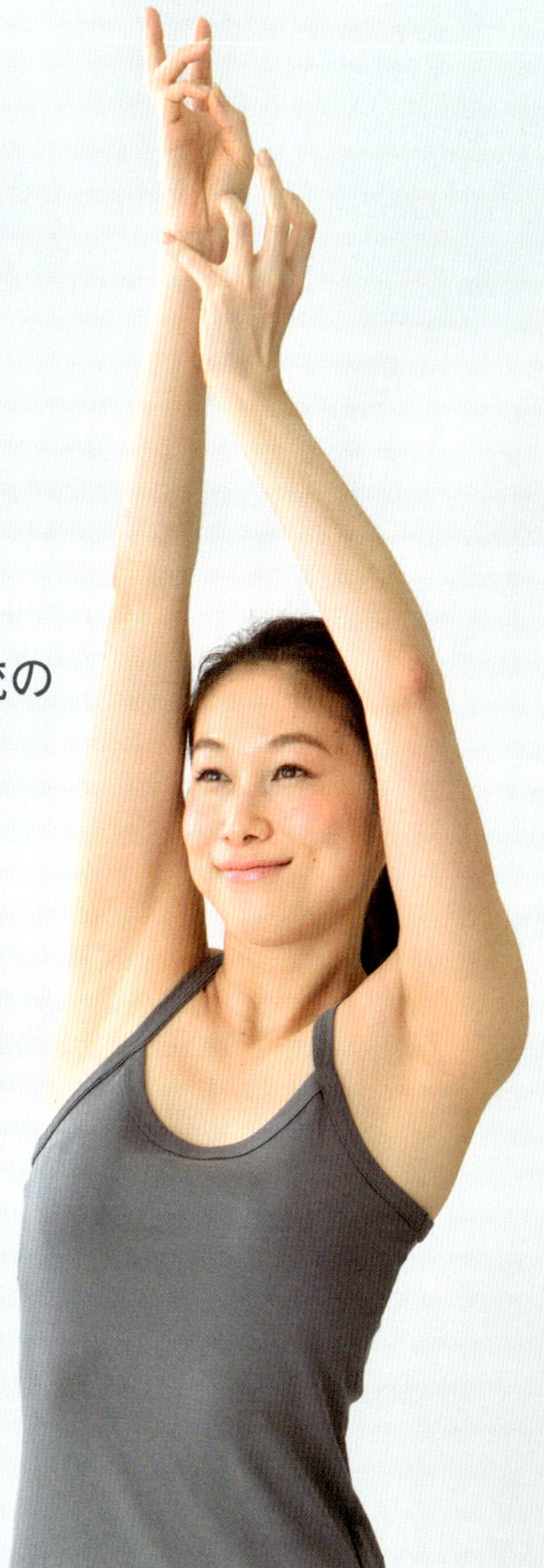

☞

骨ストレッチ流の背伸びでコリをほぐそう

① 肩幅に足を開いて立ち、骨ストレッチの「基本ポーズ」（9ページ参照）をつくる。

② そのまま腕を上げ、天を突くようにして背伸びをする。（1セット7回程度）

※ 椅子に座った状態でも行えます（椅子の背もたれを利用して後方に伸ばすのもおすすめ）。

※ 背骨の関節の詰まりが改善されることで、身長アップにもつながります。（112ページ参照）

手首スクワット

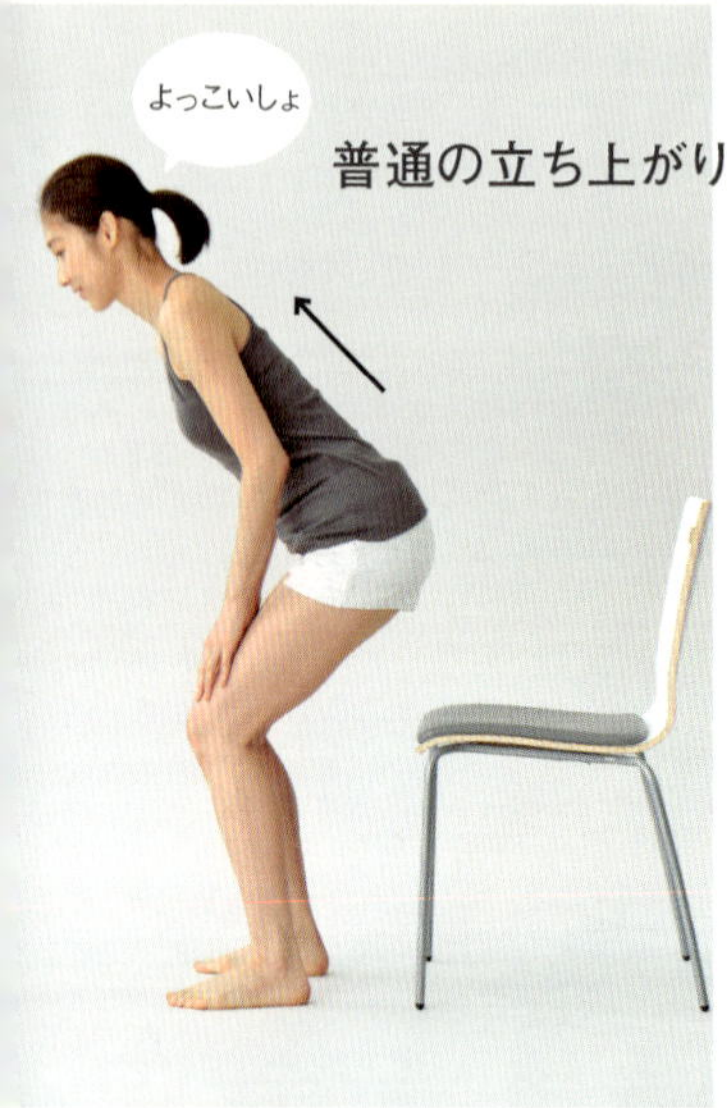

普通の立ち上がり方では……

☞ 膝痛を予防し、ラクに立ち上がれる

① 椅子に座った状態で手を顔の前に出し、「基本ポーズ」をつくる。

② そのままスクワットの要領で立ち上がる。（１セット7回程度）

※ 押さえている側の手を上に持ち上げるように伸ばすと、腰も一緒に動き、ラクに立ち上がれます。（74ページ参照）

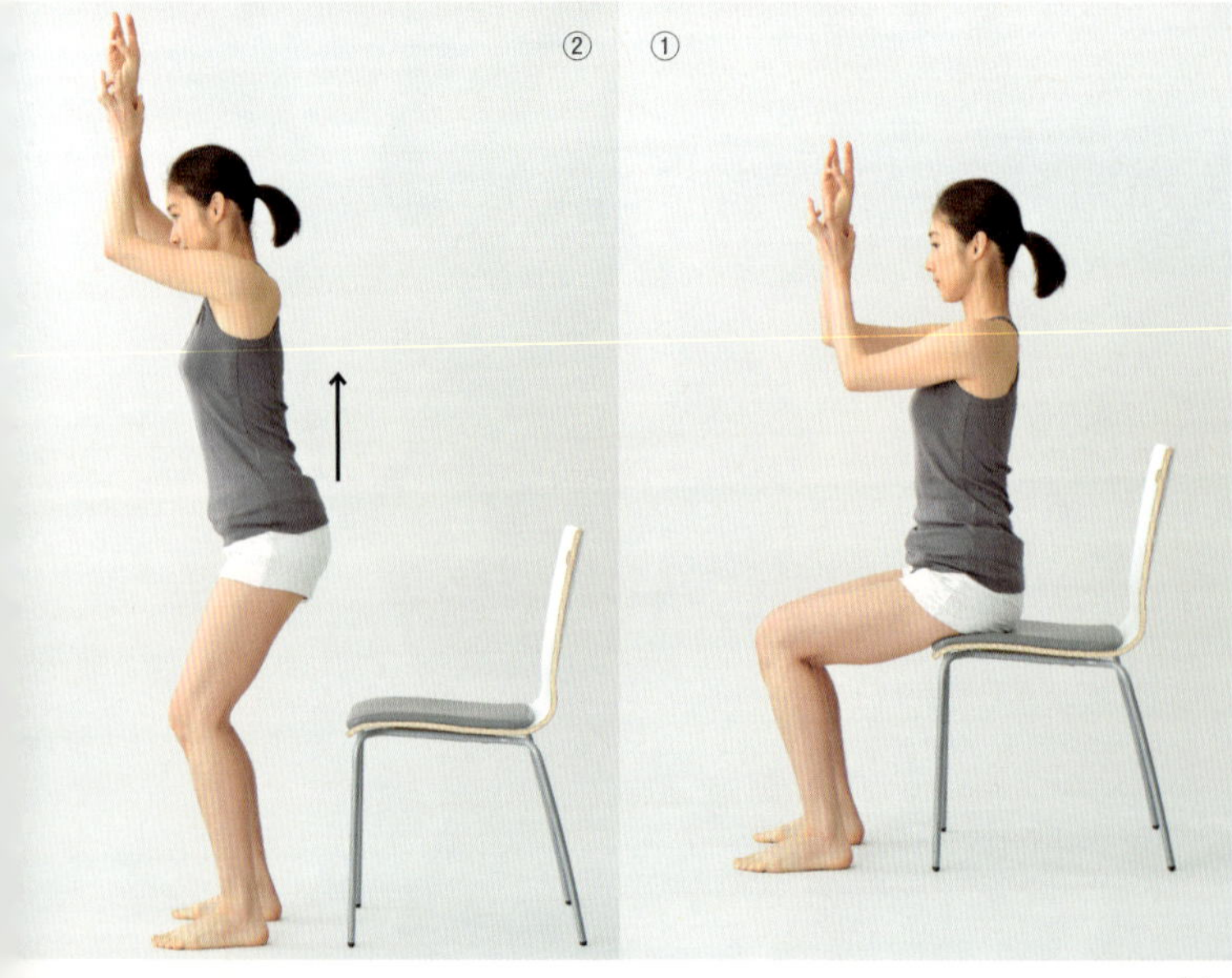

手首腰伸ばし

頑固な腰痛を和らげる超簡単メソッド

① 椅子に座った状態で腕を前方に伸ばし、「基本ポーズ」をつくる。
② 押さえている側の手で、前方へ引っ張るようにして腰を伸ばす。（1セット7回程度）
※ パートナーに腕を引いてもらうと効果がさらにアップ。腰痛や膝痛の予防・改善につながります。
（157ページ参照）

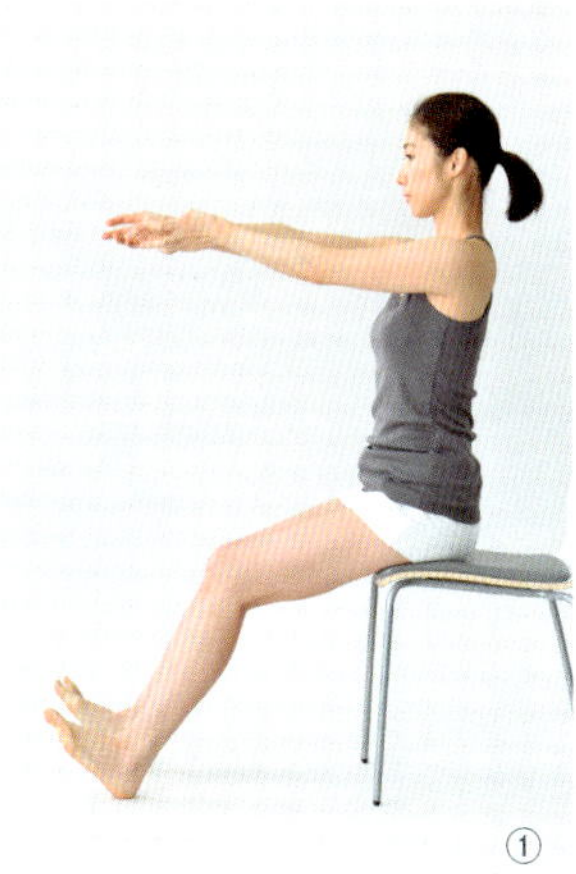

①

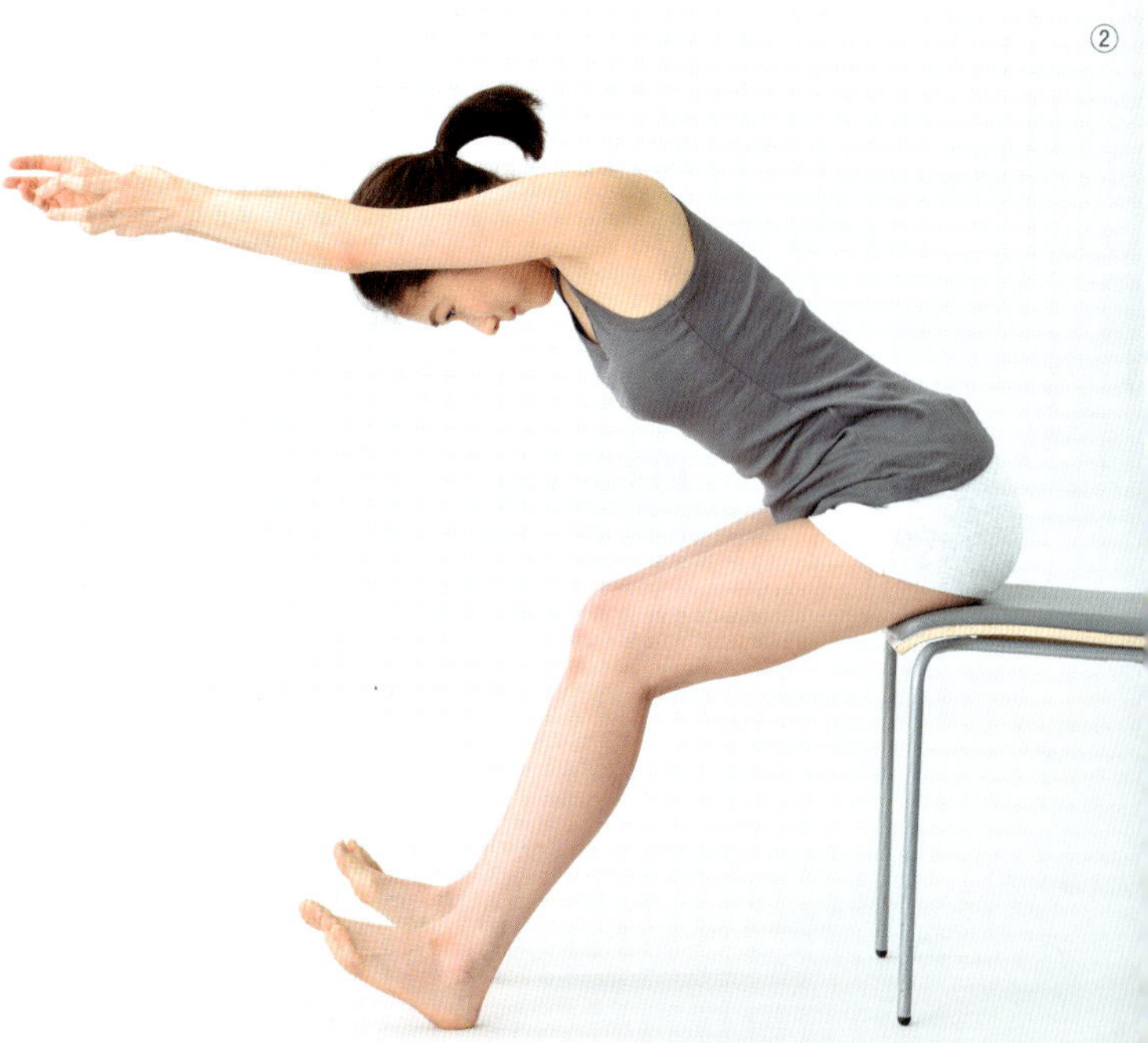

②

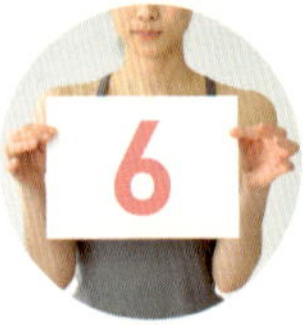

マグロの中落ち

骨ストレッチには、体の深部にある骨を動かし、周辺の筋肉のコリを取り除く「ほぐしメソッド」もあります。そのうちの一つが、肋骨《ろっこつ》のサビをとる「マグロの中落ち」と名づけたメソッド。拳《こぶし》のギザギザで肋骨の一帯をやや強めにグリグリとマッサージすると、上半身のこわばりがほぐれ、腕がスムーズにまわりはじめます。

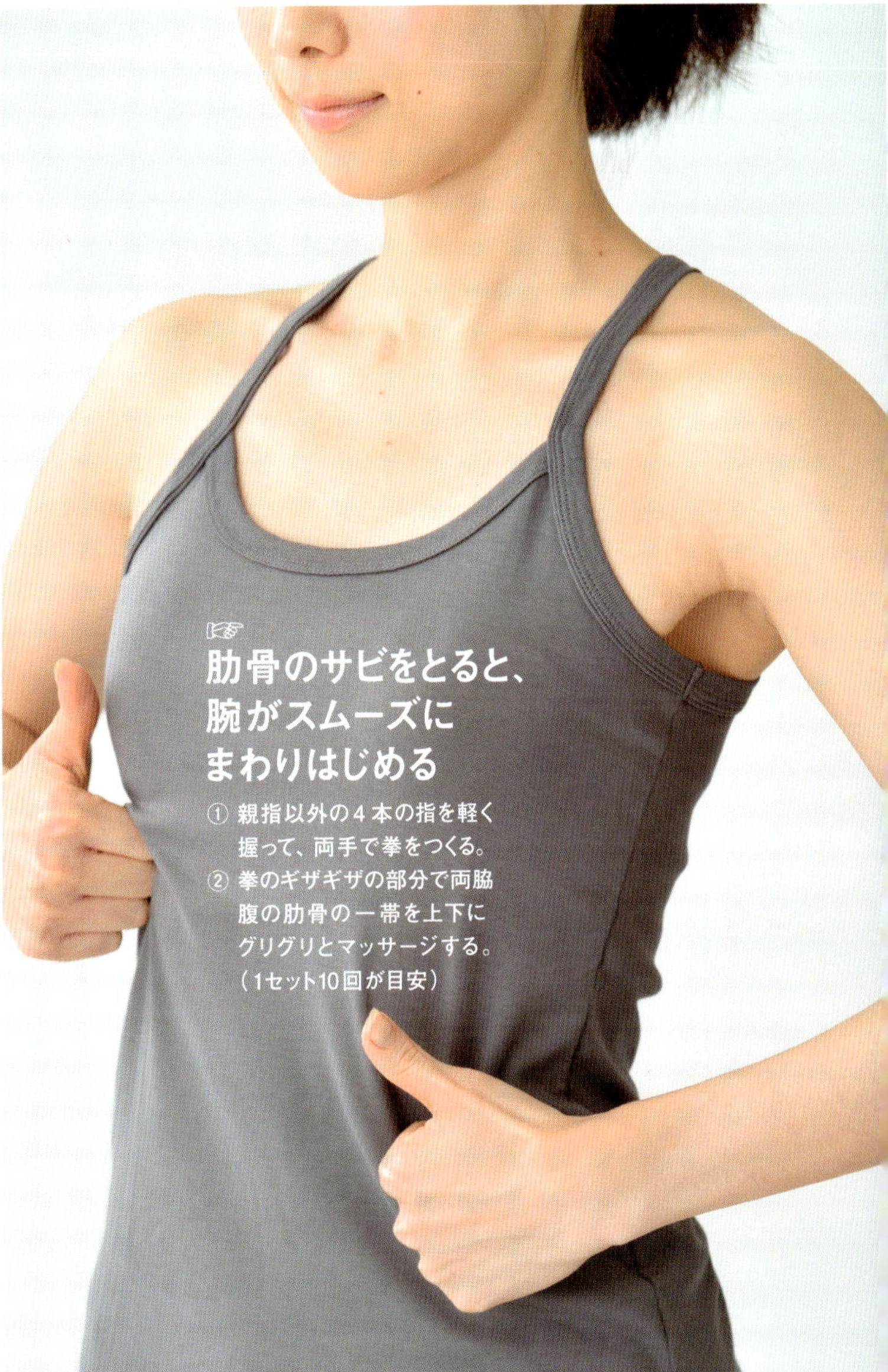

肋骨のサビをとると、腕がスムーズにまわりはじめる

① 親指以外の４本の指を軽く握って、両手で拳をつくる。
② 拳のギザギザの部分で両脇腹の肋骨の一帯を上下にグリグリとマッサージする。（1セット10回が目安）

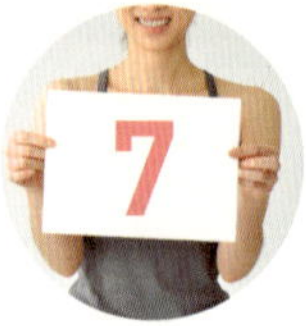

烏《う》口《こう》突《とっ》起《き》ほぐし

あまりなじみがありませんが、「烏口突起」とは、上腕と鎖骨をつなぐ肩の付け根の一帯。この部位を指先でゆっくりマッサージすると、体の深部のコリが効果的にほぐれていきます。少し痛いと感じるくらいの強さがポイント。どこでも簡単にできるので、疲れた時の気分転換に最適です。

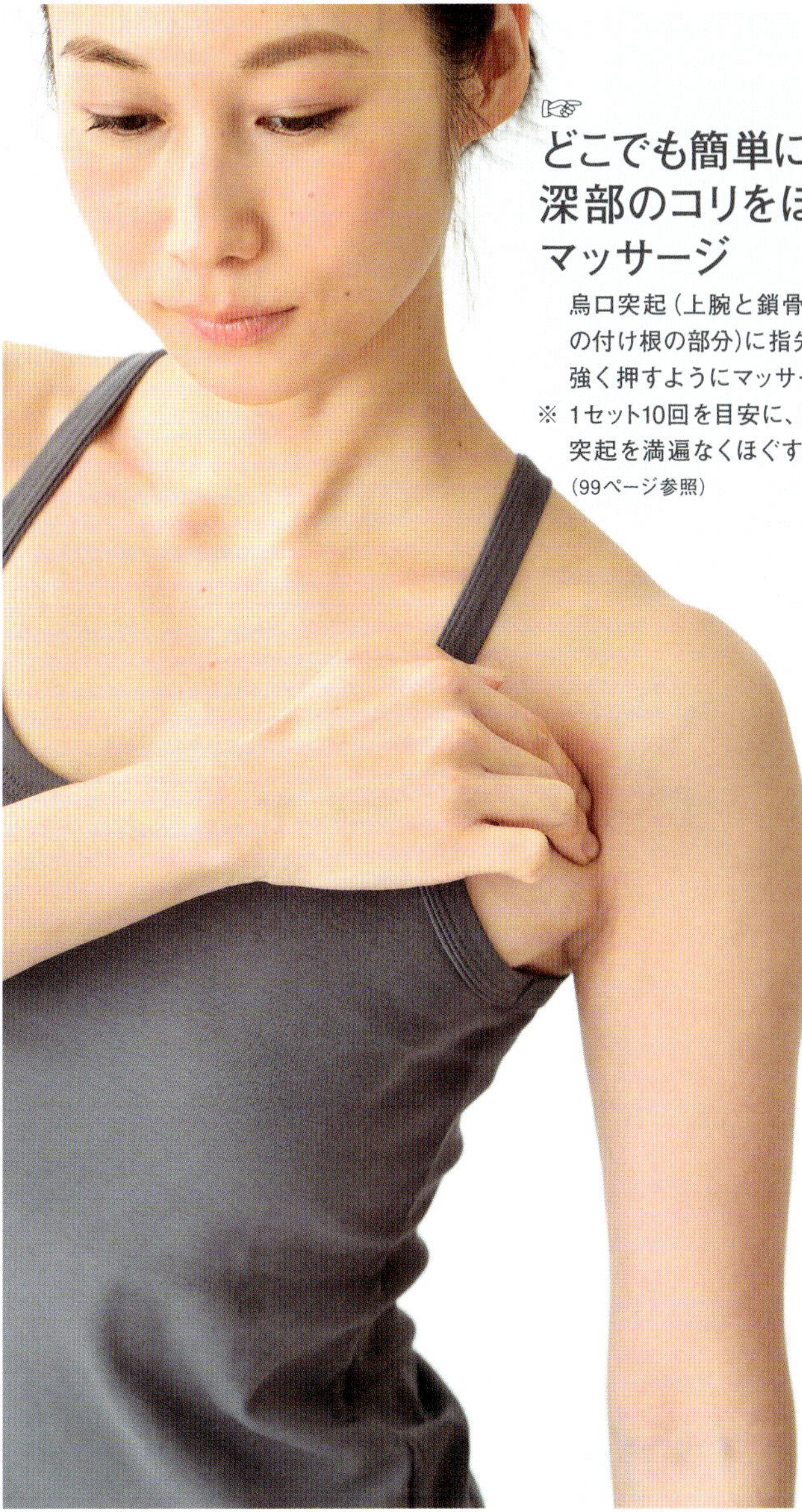

☞
どこでも簡単にできる！深部のコリをほぐすマッサージ

烏口突起（上腕と鎖骨をつなぐ肩の付け根の部分）に指先を当てて、強く押すようにマッサージする。

※ 1セット10回を目安に、両側の烏口突起を満遍なくほぐす。

（99ページ参照）

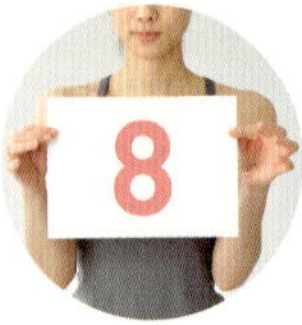

大腰筋《だいようきん》ほぐし

大腰筋は体幹《たいかん》部にあるインナーマッスル（深層筋）の一つですが、体の内部にあるため直接ほぐすことはできません。このメソッドでほぐすのは、なんと両脚のくるぶしの下。意外なことにこの一帯を親指と小指でマッサージするだけで深層筋が刺激され、日常の身のこなしがとてもラクになります。

☞

「くるぶしの下」をマッサージするだけで……

① 片方の脚を立てて腰を下ろす。
② 立てた脚のくるぶしの下を、両手の親指と小指で前後にマッサージする。（1セット10回が目安）
※ 反対側の脚も同様に行う。
（105ページ参照）

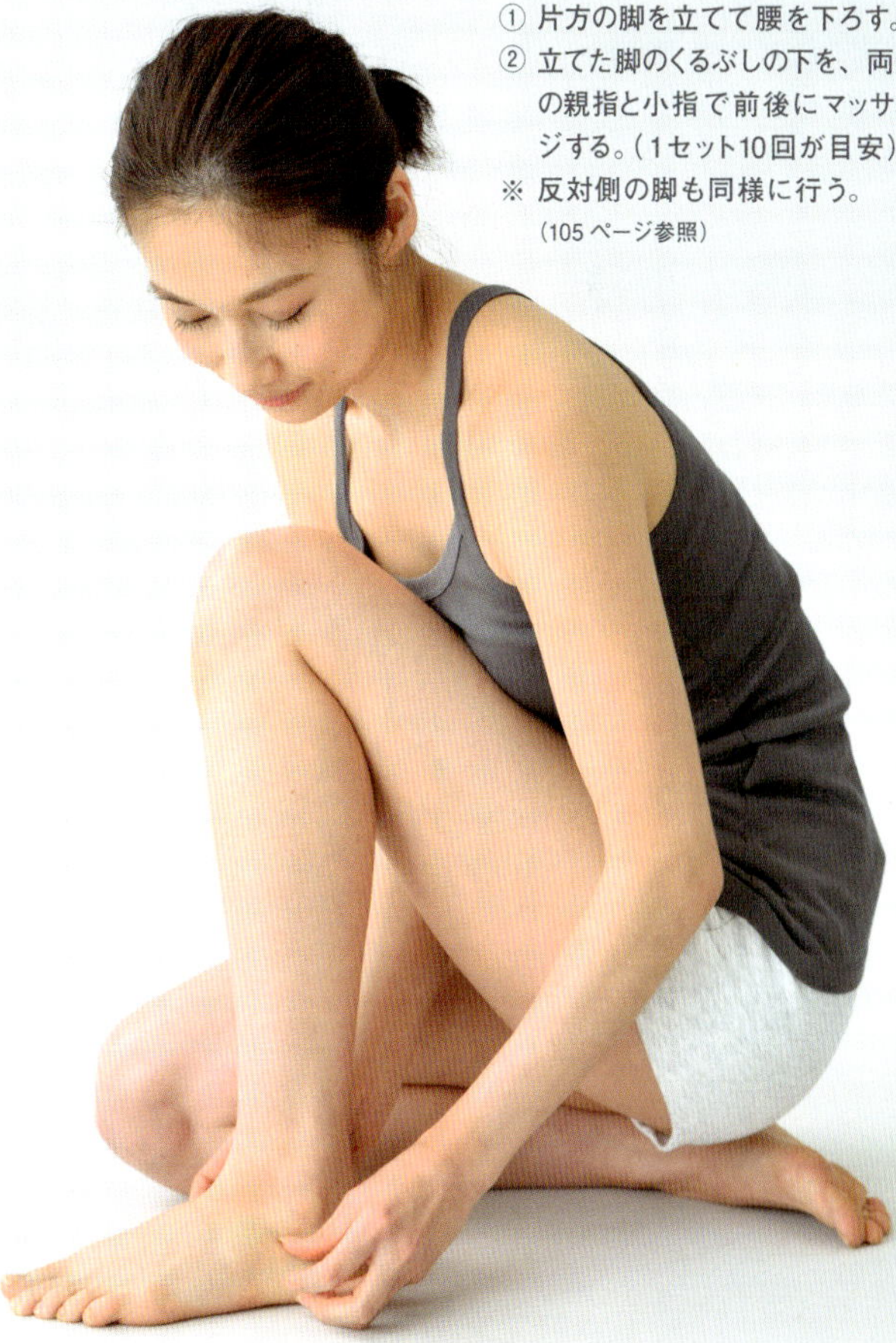

コツコツと続けるだけで体がスッキリ！

骨ストレッチの特徴は、一度覚えたら誰でも簡単にできる……つまり、コツがつかみやすいこと。こまめに続けるうちに、まさに「骨をつかむ」ことが「コツをつかむ」ことなのだと実感できるでしょう。

もちろん、その効果は抜群！　気に入ったメソッドをいくつか選び、一日五分でも構いません、コツコツと続けていくようにしてください。

老若男女、一流のアスリートから高齢者まで、どんな人でも楽しみながらトライできるメソッドです。体の痛みがとれ、柔軟になり、日常の身のこなしがこれまで以上にラクになっていくでしょう。

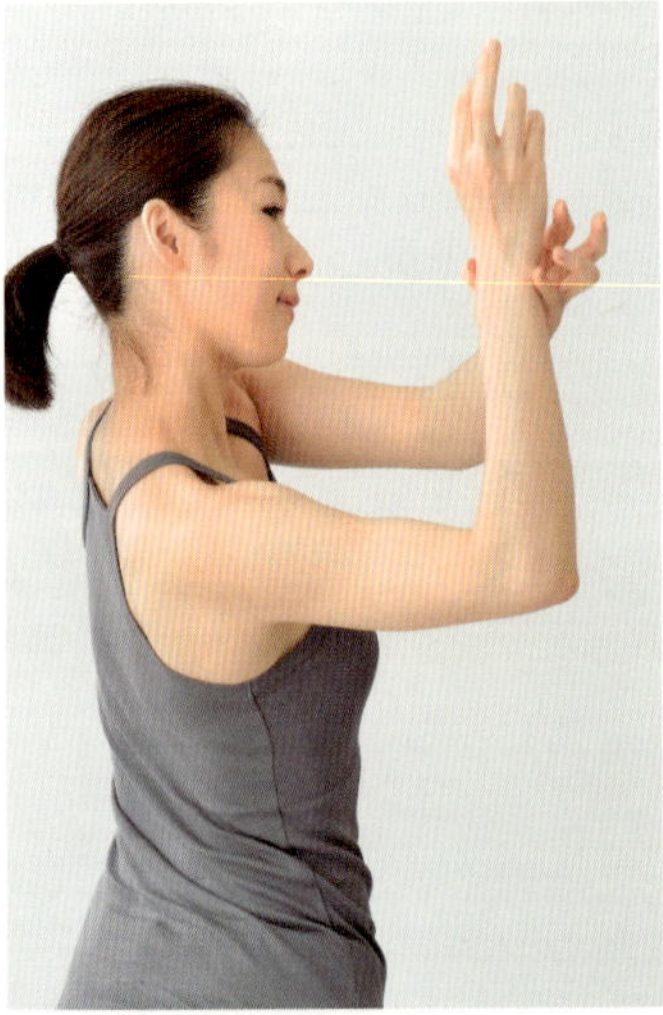

第1章

「骨」を使えばもっと元気になれる!

「骨ストレッチ」って何？

なぜ「筋肉」よりも「骨」が大事なのか

私はもともと陸上短距離のスプリンターとして、「いかに速く走るか？」を追求していました。

体格に恵まれていなかった私が何よりも重視していたのは、ウェイトトレーニングです。筋力アップを図り、瞬発力を強くすることが、記録を伸ばし、上位に食い込むのに不可欠だと考えていたからです。

スポーツエリートが集まる大学の陸上部に所属し、日本代表になりたい一心で、誰よりも熱心にトレーニングに打ち込んできましたが、現役時代に思うような結果が出せたわけではありません。

ここ一番でケガに見舞われることもしばしばあり、「自分にいったい何が足りないのか？」と何度も自問したものです。

そんな私が「足りないもの」に気づいた一番のきっかけは、トレーナーに転身後に出会った古武術にありました。

古武術を通して知ったのは、日本に古くから伝わる体の使い方。それは、これまでの競技生活で身につけてきたトレーニング内容とは大きく異なり、「筋力」よりも「骨」の動きを重視したものでした。

骨の動き？　ピンと来ない方がいても仕方ありません。

詳しくはこの本のなかでじっくりとお伝えしていきますが、骨を意識して使えるようになると、体の動きが見違えるように変化します。ケガをしにくくなり、少々のことでは疲れない持久力も身につきます。

そう。**コツをつかむの「コツ」とは、実は「骨」にほかならなかったのです。**

そのことに気づいたとき、これまでの常識が一八〇度ひっくり返るくらいのショックを受けたのをおぼえています。以後、それまでのトレーニングをいったん忘れ、体の使い方を一から見直していく、新たな探究が始まりました。

その結果生まれたのが、体のコリや痛みをとり、心地よく動ける体をつくりだす「骨ストレッチ」なのです。

どんな人にも効果がある！

骨ストレッチを考案して以来、これまで数多くのスポーツ選手を指導する機会に恵まれてきました。私が指導しているのは、陸上競技はもちろん、野球、サッカー、テニス、ゴルフ、水泳など多岐にわたっています。

一介のスプリンターだった私が、こうした競技の指導までできるようになったのは、「体を動かすコツ」がつかめていたから。競技によって動かし方の違いはあっても、選手一人一人の体のしくみは変わりません。だから、どんな分野の選手であっても同じ視点で対応ができるのです。

「ここの部分の硬化をほぐし、こういう体の使い方をすれば、これまでのパフォーマンスが劇的に変わりますよ」

こうしたアドバイスをしていくなかで、徐々に評判が広まり、いまでは一般の方にも「骨ストレッチ」を実践する人が増えてきました。

全国で開催している骨ストレッチの教室では、小学生のお子さんから、忙しいサラリーマンや主婦、七〇歳を過ぎた高齢の方まで老若男女を問わず、誰もが楽しみながら実践しています。


「体のコリや痛みから解放されたい」

「運動不足でなまった体をリフレッシュしたい」

「お腹のまわりをもっとシェイプアップしたい」

「姿勢を良くし、イキイキとした毎日を過ごしたい」


多くの人が感じているであろう、体にまつわる様々な悩みも、骨ストレッチをすれば大丈夫。

骨ストレッチのメソッドは、いつでもどこでも簡単に実行でき、短時間で効果が実感できるものばかりですから、体の不調がスムーズに改善され、「心地よく動ける体」が手に入るはずです。

親指と小指で押さえるのがコツ

まずは基本のメソッドから紹介していきましょう。

両手の親指と小指を使って、次のようなポーズをつくってください（9ページ参照）。

【基本ポーズ】

1、片方の手の親指と小指をつないで輪をつくる。

2、もう片方の手の親指と小指で、手首の両側のグリグリした部分を押さえる。

ちょっと変わっていますが、これで骨ストレッチの基本ポーズは完成！　そのまま次の「手首ブラブラ」と呼ばれるメソッドを行ってみましょう（10ページ参照）。

【手首ブラブラ】

１、骨ストレッチの「基本ポーズ」をつくり、腕をお臍《へそ》の前に出す。

２、押さえられたほうの手首を左右にブラブラと振る。

この「手首ブラブラ」をリラックスした状態で七回ほど繰り返したら、腕をグルグルとまわしてみてください。

普段よりもずっとラクに腕がまわりませんか？

手首をブラブラさせているだけなのに肩の一帯が自然とほぐれ、滑らかに動くことにきっと驚かれるでしょう。

体の一部分だけを伸ばしても逆効果

こうした「手首ブラブラ」の効果は、通常の手をブラブラさせる運動と比較するとより実感しやすくなります。

運動前のウォーミングアップで手をブラブラさせている人も多いですが、ブラブラさせた後に腕をまわしてみると、かえって腕が重くなっていることに気づかされるはずです。

しっかりほぐしたつもりなのになぜ？　他のストレッチにも言えることですが、手をブラブラさせたり、腕を伸ばしたり……そうやってほぐされるのは、「体の一部分」でしかありません。

私たちの体は、腕、脚、頭、胴体……どれも単独で動いているのではありません。それぞれが連動しながら、立ったり、座ったり、歩いたり、走ったり、様々な動作を生み出しています。

バラバラではなく、すべてつながっているのです。

体の一部だけを伸ばしたり、ほぐしたりしても、こうしたつながりが活かせなければスムーズな動きにはなりません。体全体のバランスが崩れ、かえって自然な動きが妨げられてしまうのです。

体のコリや痛みを取り除き、自然な動きを取り戻すには、まずは体のパーツをつなげていく必要があります。

そこでカギを握るのが「骨」なのです。**滑らかな体の動きは、骨をうまく連動させることで初めて実現するのです。**

先ほどの「手首ブラブラ」を思い出してください。

親指と小指で手首を押さえてブラブラさせると、腕から肩にかけての一帯も一緒に動き出すのが感じられたはずです。

試しに、鏡の前で「手首ブラブラ」を行ってみてください。ブラブラと振るほどに、肩が下がっていくことに気づくでしょう。パートナーと向かい合って確認すると、お互いの肩の変化がよくわかるはずです。

手首をブラブラさせているだけなのに、肩が勝手にほぐれていく。つまり、骨を押さえることで刺激が肩の一帯にまで伝わっていき、こわばりを効果的にほぐしてくれるのです。

親指と小指を使う理由

では、親指と小指を使う理由はどこにあるのでしょう？

この点については、まず指の役割について考えてみる必要があります。箸《はし》を使う場面を思い浮かべればわかりますが、親指は添えているだけ。ここに無駄な力が入ると、箸がうまく使えなくなってしまいます。

包丁を使う場合や、車のハンドルを握る場合も同様です。やはり親指は軽く添えているだけでしょう。

逆に、包丁を握っている時に小指に力が入っていないとうまく使うことができません。車のハンドルもそうでしょう。

親指はブレーキ、小指はアクセル。――日常生活の様々な場面を思い浮かべ、そんなふうにイメージしてもいいかもしれません。面白いことに、親指と小指をつなぐと、二つの力は相殺《そうさい》され、全身の力が自然に抜けたニュートラルな状態になるのです。

これは決して難しい話ではありません。親指と他の指の組み合せとを比べれば、すぐに確認できることだからです。

たとえば、親指と人差し指で輪をつくってみてください。親指と小指に比べてかなり力が入れられるはずです。

ということは、その時の力加減によって力んでしまったり、逆にうまく力が入らなかったり、動作にムラが出てしまいます。その分、効果も半減してしまうでしょう。

このような視点で他の指との組み合せも試していくと、親指と小指の組み合せが最も力が入りにくいことがわかります。そう、アクセルとブレーキをつなげることでニュートラルになるわけです。

本来、**無駄な力を抜くというのはとても難しいことなのですが、親指と小指を使うと誰もが簡単に実行できます。**

同じように押さえればすぐに同じ動きが再現できますから、**時間が経っても、コツを忘れてしまうことはありません。**

力の入れ加減に左右されてしまうこともないので、骨ストレッチはいつも同じ効果が得られるのです。

「パワールート」とは?

親指と小指をつなぐことには、もう一つ「パワールートをつくる」という重要な意味があります。

「手首ブラブラ」では、手首を押さえるだけでなく、ブラブラするほうの手の親指と小指をつないで輪をつくりましたね。

そうやって体の末端を閉じると、バラバラに動いていた体の各パーツが一つにつながり、体全体で動けるようになります。そのつながりを、私は「パワールート」と呼んでいます。

たとえば、私は陸上の選手に丸めた紙くずを両手で軽く握って走るように指導することがあります。こうして末端を閉じたほうが腕を振りすぎることなく、体幹を効果的に動かすことができるからです(手を軽く握るだけでもパワールートの効果は得られます）。

陸上の日本代表チームがリレーを得意としているのも、バトンを握ることで体のつながりがつくれるからでしょう。

骨ストレッチの場合、ただ末端を閉じるだけでなく、体の節々《ふしぶし》を押さえることで、体全体のつながりをさらに強化しています。

しかも、親指と小指を使って力加減をニュートラルにしていますから、無駄な力を使うことなくパワールートがつくりだせます。

そのため、通常では意識することが難しい深層部の筋肉（インナーマッスル）も効果的に鍛えることができます。

「末端の動きを制御することで体全体をつなげる」ところに、劇的な効果を生み出す骨ストレッチの秘密があるのです。

肩のこわばりが一気にほぐれる

次に、肩のこわばりをダイレクトにほぐしてくれる「手首肩甲骨《けんこうこつ》ストレッチ」を紹介します（16ページ参照）。

【手首肩甲骨ストレッチ】

1、肩幅に足を開いて立ち、骨ストレッチの「基本ポーズ」をつくる。

2、押さえられたほうの肘《ひじ》を直角に曲げる。

3、顔を正面に向けたまま、後方にひねる。

こちらも七回程度ひねったあとに腕をまわしてみると、「手首ブラブラ」よりもさらにスムーズにまわるはずです。

肩甲骨の一帯は、上半身の筋肉をほぐすうえでとても重要なポイントです。「肩に力が入っている＝力んでいる」状態というのは、要するに、この一帯がこわばって動かないことをいうのです。

また、肩甲骨は鎖骨《さこつ》や、肋骨《ろっこつ》、骨盤などの動きにも連動しているため、「手首肩甲骨ストレッチ」を行うと、上半身全体が刺激され、こわばりがラクにほぐれていきます。

試してみるとわかりますが、ウエストの引き締め効果も抜群です。

椅子に座った状態でも行えるので、デスクワークの合間に気分転換に行ってみるのもいいでしょう。

鎖骨を押さえてウエストを引き締める!

体の節々ではありませんが、骨ストレッチでは「鎖骨を押さえる」ことも重視しています。

鎖骨を押さえる？　そうです、それも親指と小指で。日常ではまず行うことのない動作なので驚かれるかもしれませんが、肩甲骨や胸骨とつながっている鎖骨は、全身の動きを柔軟にし、スムーズな身のこなしを実現させる、大事な役割を持った骨なのです。

論よりも証拠、まずはウエストの引き締め効果が抜群の「鎖骨ひねり」にトライしてみてください（12ページ参照）。

【鎖骨ひねり】

1、肩幅に足を開いて立ち、両手の親指と小指で鎖骨の出っ張った部分を上下に挟むように押さえる。

2、顔は正面に向けたまま、体を左右にひねる。

立ったままでも、椅子に座った状態でも、どちらでも行えます。これも七回程度を一セットにこまめに続けるといいでしょう。

以前、骨ストレッチに興味を持っている一般の人たち三〇名に、骨ストレッチの代表的なメソッドを、一日五〜一〇分、二週間続けてもらったことがあります。食事も運動も普段通りで、骨ストレッチだけでどれだけダイエット効果があるかを試してみたのですが、ウエストが平均二・九センチ細くなるという予想以上の結果が得られました。

三センチ以上細くなった人が実に一六人！　太もものサイズが二〜三センチ

細くなった人が七人もいました。実はこの実験に参加した人の間で一番好評だったのが、「鎖骨ひねり」だったのです。

実際、鎖骨ひねりをやってみると、普通に体をひねるのとは比較にならないくらいウエストがひねれていることが実感できるはずです。鎖骨を押さえるだけで、腰まわりの脂肪がラクに燃焼するのです。

「手首肩甲骨ストレッチ」と併用すれば、さらに効果が期待できるでしょう。

鎖骨パンチを打ってみよう

鎖骨の重要性については、肩甲骨や骨盤と違って、これまでほとんど注目されてきませんでした。

でも、この骨が全身の滑らかな動きのカギを握っているのです。

昔の人はそれを知っていたのか、鎖骨のことを「巨骨《きょこつ》」と呼んでいました。とても〝偉大な骨〟として知られていたのです。

古代中国では、囚人の体に穴を開けてこの骨に鎖をつないでいたということです。それが命名の由来になっていると聞いたことがあります。

何やら怖い話ですが、この骨に鎖をつなげば逃げられないと思われていたのでしょう。

実際、鎖骨は腕の付け根にありますから、鎖骨が上手に動かせると腕と体幹が連動し、誰でも強いパンチが打てるようになります。

名づけて、「鎖骨パンチ」！　まずは遊び感覚で、パートナーの手のひらにパンチを打ってみてください。

普通のやり方では、思い切り打ってもあまり強いパンチにはなりませんね。ましてや一般の女性では、腰が引けた〝へっぴり腰〟になってしまい、うまく打つのが難しいでしょう。

そこでトライしてほしいのが、次の「鎖骨パンチ」です（15ページ参照）。


【鎖骨パンチ】

1、親指と小指でパンチを打つ側の鎖骨を上下に押さえる。

２、そのままパートナーの手のひらにパンチを打つ。

たったこれだけの動作で、ズシン！　と響く、腰の入った重いパンチになるのです。

やってみるとわかりますが、まったく練習しなくても、ほとんどの人が見違えるようなハードパンチャーになれます。

日常生活でパンチを打つ機会はそうそうないと思いますが、**骨を意識するかどうかで体の動きが大きく変わる**ことは見えてきたでしょう。

骨ストレッチをすると体の柔軟性がアップすることも同様です。これまでほとんど意識してこなかった骨に注目することで、毎日の体のケアがずいぶんとラクになることが実感できるはずです。

体幹はゆるめたほうがいい

「鎖骨ひねり」や「手首肩甲骨ストレッチ」には、ウエストを引き締めるだけでなく、体幹（胴体）の柔軟性を高める効果もあります。

その結果、鎖骨、胸骨、肩甲骨、肋骨、骨盤のすべてが連動するので、全身が滑らかに動くようになるのです。

最近では、体幹トレーニングを実践する人が増えてきましたが、体の部位のなかで最も表面積が大きいのが体幹です。

この体幹が動かせないとスムーズな身のこなしにつながりませんから、トレーニングすることは確かに大事です。ただ私は、**体幹は固めるのではなくゆるめたほうがいい**と考えています。

たとえば、体幹というと腹筋をまず思い浮かべる人が多いと思います。ぽっちゃりしたお腹を少しでも引き締めるために、毎日頑張ってハードな腹筋運動を続けている人もいるかもしれません。

そこまで頑張らないとシェイプアップできない？　体幹が効果的に使えない？　いや、そんなことはありません。

腹筋運動はむやみにしなくてもいいのです。そこまで頑張らなくても、鎖骨ひねりをするだけでお腹のたるみは十分に引き締まります。

そもそも、チーターやライオンのような野生動物を見ればわかりますが、腹筋はみんな柔らかな状態です。

ネコを飼っている人は、お腹の部分をなでてみてください。腹筋が割れて、ボコボコになっているネコなんていませんよね。

でも、あれだけ俊敏で、軽やかな動きができるのです。

このことは次章以降でじっくり解説しますが、ハードなトレーニングを無理して続けることはありません。

頑張らなくても体は軽くなり、自然でラクな動きが身につけられることを、骨ストレッチを通じてぜひ知ってください。

スリムであっても軽やかとは限らない

骨ストレッチは、一日ほんの数分、こまめに実践するだけで次のような効果が得られやすくなります。

1、表情がゆるみ、笑顔になれる。
2、体のコリや痛みがとれる。
3、体が引き締まり、姿勢が良くなる。
4、身のこなしが軽やかになる。
5、スポーツのパフォーマンスが飛躍的にアップする。

なかでも大事なのが、4の身のこなしの軽やかさでしょう。

たとえばダイエットをして痩《や》せられたとしても、無理が多いやり方だと体はだるく、気持ちも晴れやかにはなりません。

体重計に乗れば何キロ痩せたとわかりますから、達成感はあるかもしれませんが、体は喜んでいないはずです。

実際の体重と、体が感じる重さは必ずしもイコールではないのです。

体は無理な使い方をして、負荷をかけてばかりいると、外見がスリムになったとしても心地よく動いてはくれません。

大切なのは余計な肉を落として体重を減らすことではなく、骨を意識して、体が使えるようになることなのです。骨を上手に活用できれば、見た目がぽっちゃりしていても自然と軽やかな身のこなしになります。

体が軽ければ、毎日が楽しく、気持ちも前向きになり、いろいろなことにトライしたくなりますよね。

痩せたい、サイズダウンしたいと思っている人が本当に望んでいるのは、そうした〝軽やかさ〟であるはずです。

目指すは「心地よく動ける体」

これは、体を鍛えて筋肉をつける場合も同様です。

もっとたくましくなりたいと思って筋力アップしても、無理のあるやり方だと体は喜んでくれません。

私が皆さんに身につけてほしいと思っているのは、「心地よく動ける体」です。見た目も大事ですが、中身が伴わなければ意味がありません。

体を鍛えることを専門にしているプロのスポーツ選手であっても、この「心地よく動ける体」を手にしているとは限りません。

それどころか、体が悲鳴を上げてしまうような、無理の多いトレーニングを行って、逆にケガをしてしまうことも多いのです。

私が一つの理想としているのは、昔の日本人の立ち居振る舞いの美しさです。伝統芸能や古武術などの体の動かし方にその美しさを見ることができますが、現代人の身のこなしはずいぶんかけ離れてしまっています。

長時間立っていられず、正座も満足にできない。体を動かすとすぐに息切れする。疲れると姿勢がすぐに崩れてしまう。……残念ながら、これでは美しいとは言えません。

でも、安心してください。厳しい稽古を何年も積まなくても、コツをつかむこと自体は誰でも簡単にできます。骨を活用することで、日常をラクに過ごすコツは十分に身につくでしょう。

体が動くようになってくれば、続けることがどんどん楽しくなってくるはずです。その楽しさを追求していけば、もっと極めたいという欲も出てくるでしょう。

骨ストレッチの基本的なメソッドで体がほぐれてきたら、次章で紹介する立ち方・歩き方にぜひトライしてみてください。

ふだん何気《なにげ》なく行っている立つこと、歩くことのなかにも、心地よさが簡単に体感できるコツがあります。

これまで紹介してきたメソッドと同様、「こんなに簡単なやり方でいいのか！」と、きっと驚かれるはずです。

第2章

しなやかに美しくなるコツ

「立ち方」で生き方が変わる

心地よくて思わず動き出したくなる

骨ストレッチを続けていくと、さほど時間がかからないうちに、思わず動きまわりたくなる身軽さが手に入ります。

たとえば、Aさん(七〇代・女性)は、私の講習会に通ううちに姿勢がスーッと良くなり、身のこなしがどんどんと軽やかになっていきました。表情も明るくなり、気がつくとおしゃれをするようになり、周囲から若返ったと言われると話してくれました。

骨ストレッチの指導を日々続けていると、ありがたいことに、こうした喜びの声をあちこちで耳にします。

いや、いままでは年輩の方ばかりでなく、若い女性のなかにも、体が重たそうで、背中が丸まっている猫背の人をずいぶんと見かけます。

「心地よく動ける体」を求めているのは、何も年輩の方ばかりではないはずです。老若男女問わず、一般の人もスポーツ選手も、求めているものは変わらないと思うのです。

立っているだけで疲れていませんか？

「二本足で立つ」ということは、あらゆる生き物のなかで人間に固有の〝技〟とも言えます。

足の裏のわずかな表面積で体の重さを支えなくてはなりませんから、コツがわからなければそれだけで体に負担がかかります。私たちの多くは、ただ立っているだけで体を酷使してしまっているのです。

ただ立っているだけで？

大げさに感じた人は、自分の好きな立ち方で一分間立ち続けた後、腕をグルグルとまわしてみてください。

おそらく腕が重たく、とてもまわりにくくなっているはずです。立つというシンプルな動作だけで体が硬くなってしまっているのです。骨ストレッチをすでに試して効果を体感している人ならば、スムーズに腕がまわっている時の状態とはほど遠いことがわかるでしょう。

そもそも、心地よい立ち方ができていないと、たった一分という時間がとても長く感じられるはずです。

これでは、電車のなかで立ち続けるのも苦痛ですよね。それが通勤電車だったら、会社に行く前に疲れてしまうでしょう。

実際、そういう人が多いのかもしれませんが、心配することはありません。この本で繰り返しお伝えしてきたように、コツをつかむこと自体は決して難しくはないからです。

骨ストレッチで体がほぐれ、ラクになってきたら、立ち居振る舞いの第一歩である、立ち方と歩き方のコツを身につけていきましょう。体を動かすことがますます心地よく、日常が軽やかになっていくはずです。

「ダブルT」で立ち方が一変する

心地よい立ち方を身につけるには、重力をうまく利用する必要があります。重力は体全体にかかっていますから、体の骨組みをしっかり意識して立つようにすると、地面にしっかりと体重が乗るようになります。無理に踏ん張らずとも、足腰がどっしり安定するようになるのです。

そのことを実感するため、次のやり方で立ってみてください（18ページ参照）。

【ダブルTの立ち方】

1、「T」の字を書いた紙を二枚用意し、床に並べる。

2、両脚を紙の上に乗せ、Tの縦のラインに足の中指を、横のラインにくるぶしの両側を合わせて立つ。

Tの字を書いた紙を二枚並べて立つことから、私は「ダブルTの立ち方」と名づけていますが、そのポイントは縦のライン（中指）と横のライン（両くるぶし）の交点にある重心点です。

「ダブルT」で立つと体の重さが重心点にかかるため、無駄な筋力に頼らず、最小限の力でラクに立つことができます。

これが、よく言われている力の抜けた「自然体」の状態なのです。

余計な力の抜けたリラックスした状態なので、あらゆることにすぐに対応できるしなやかさが身につくはずです。

横から押されてもグラつかない

「ダブルTの立ち方」の効果を実感するには、従来の立ち方と比較してみるのがいいでしょう（20ページ参照）。

まず、「ダブルT」のことは忘れて、普段通りに立った状態でパートナーに横から押してもらってください。

相手が押してくるとわかっていれば、多少は身構えることもできますが、おそらく堪《こら》えきれずにグラついてしまうでしょう。

どうせなら、もっと全身に力を入れて立ってみてください。全身に力を入れて踏ん張るほど押す力に耐えきれなくなり、すぐにバランスを崩してしまうはずです。

これに対し、「ダブルTの立ち方」では、どうでしょうか？

この立ち方では、親指には力が入りませんから、そもそも踏ん張ることができません。ですからただ立っているだけなのですが、相手の力が強くなっても、「柳に風」とばかりに受け流せます。

不思議に感じるかもしれませんが、相手の力に力で対抗しなくても体は不安定にはならないのです。

力に対して力で対抗しない——私が学んでいる古武術の世界では基本的な考え方ですが、「ダブルT」のコツがわかれば、あまり修行しなくても簡単に実現でき、その真意が実感できるでしょう。

コツがわかってきたら、紙を置かなくても、おおよその見当をつけるだけで

「ダブルT」が再現できるようになります。日常でも自然とラクで安定した立ち方ができるようになり、姿勢も良くなるでしょう。

女性でも腕相撲に勝ててしまう秘密

「ダブルT」をおぼえたら、もう一つ試してほしいのが腕相撲です。肩幅より少し足を広げて「ダブルTの立ち方」でパートナーと向かい合って、腕相撲をしてみてください。

通常、自分よりも相手の体格が勝っていれば、すぐに腕が押し込まれ、体のバランスを崩してしまうでしょう。

しかし、「ダブルTの立ち方」だと、その状況が一変します。相手が自分より大柄でもラクに腕が動き、相手をひょいと負かしてしまえるのです(21ページ参照)。バランスを崩すどころか、体がグラつくこともありません。

これは、非力な女性でも高齢者でも、「ダブルTの立ち方」をすれば誰もが体験できます。

「なぜこんなすごい力が出せたんだろう？」とみなさん驚かれますが、立ち方一つ変えるだけで、私たちはこれほどの力が出せてしまうのです。

こうした力は、床に紙を置いてその上に立ち、両脚で紙をクシャクシャにしないよう意識するだけでも、同じ結果が得られます。

相手に負けまいと踏ん張ってしまうと、紙がクシャクシャになりますね？

そう、**地面に踏ん張らないほうが、実は大きな力が出せるのです。**

踏ん張るのをやめる、つまり無駄な力を抜くことのカギが、「ダブルTの立ち方」のなかに隠されているのです。

「中指ウォーキング」で毎日が快適

前章で、「親指はブレーキ、小指はアクセル」とお伝えしたことをおぼえているでしょうか。

これは、手だけではなく、足の指にも当てはまります。

つまり、親指に力を入れて踏ん張るとブレーキがかかって、体に余計な負荷がかかってしまうのです。

歩いている時、どの指に力が入っているかチェックしてみてください。

地面に足の裏がつく時に、親指や母指球《ぼしきゅう》のあたりで踏ん張って、前に進もうとしていませんか。

これでは、ブレーキをかけながら前進しているようなもの。体力ばかり消耗し、長い距離を快適に歩くことはできません。

では、どの指を意識すればいいのか？

ここでもう一度思い出してほしいのが、「ダブルTの立ち方」です。

「ダブルT」では、中指の縦ラインを意識することをおすすめしました。

小指ではなく中指を意識するのは、そうすると余計な力が最も入りにくいからです。

では、実際に中指を意識して歩いてみましょう。

急にそう言われてもイメージしにくいと思いますので、次のやり方でトライしてみてください。

【中指ウォーキング】

1、歩く前に両脚の中指の一帯を強く押し、刺激する。

2、刺激された場所を感じながら歩き出す。

中指への刺激は靴の上からでも構いません。それなら、無理なく「中指ウォーキング」ができるでしょう。

繰り返しますが、中指を感じながら歩くということは、親指で踏ん張って歩かないことを意味します。

親指のブレーキが解除されますから、自然と前傾姿勢になり、体の重さを利用して歩けるようになるのです。

歩く前に両脚の中指の一帯を強く押し、刺激してから歩き出すと、体の重さを利用した「中指ウォーキング」がラクに実践できます。

中指ウォーキング

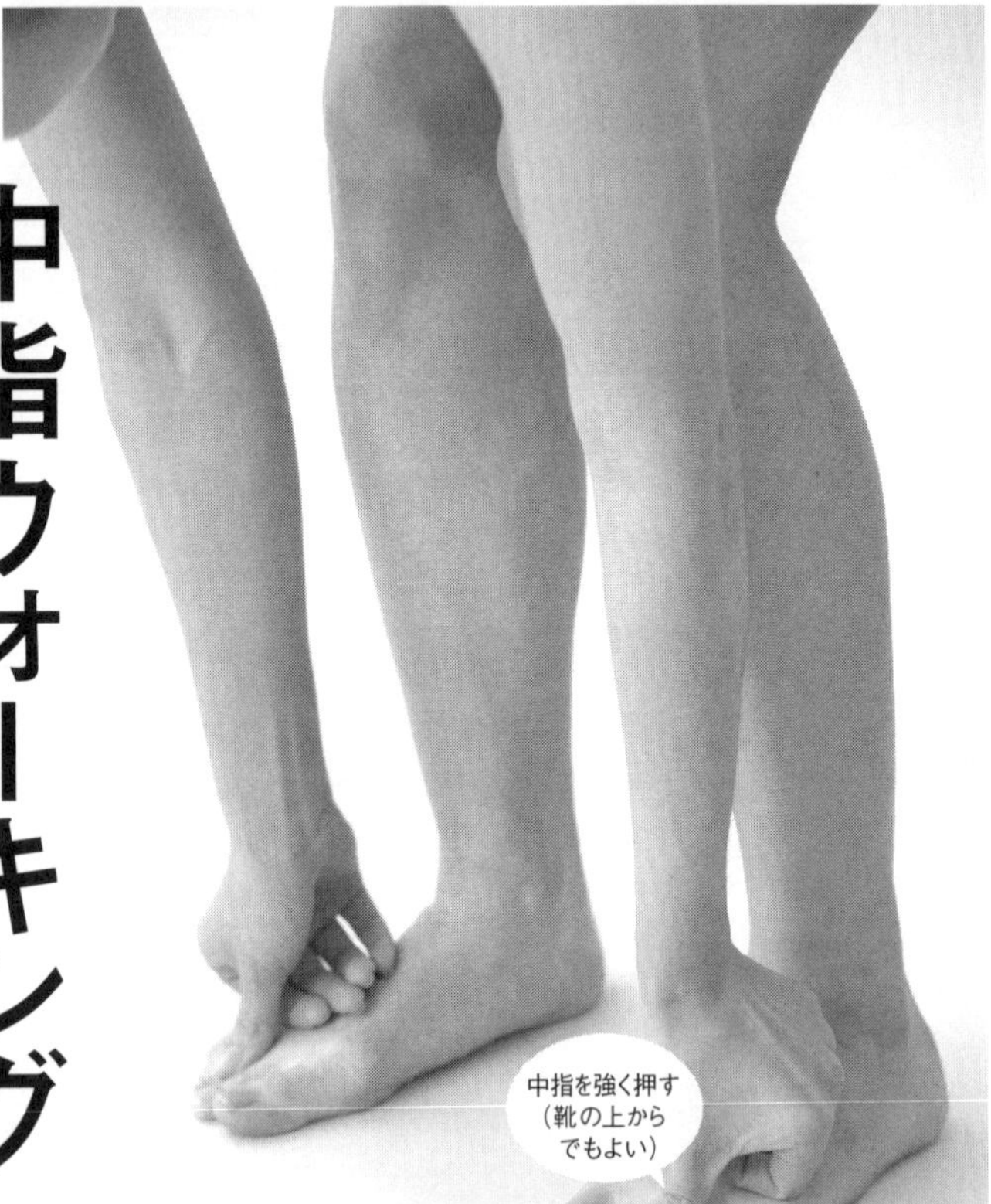

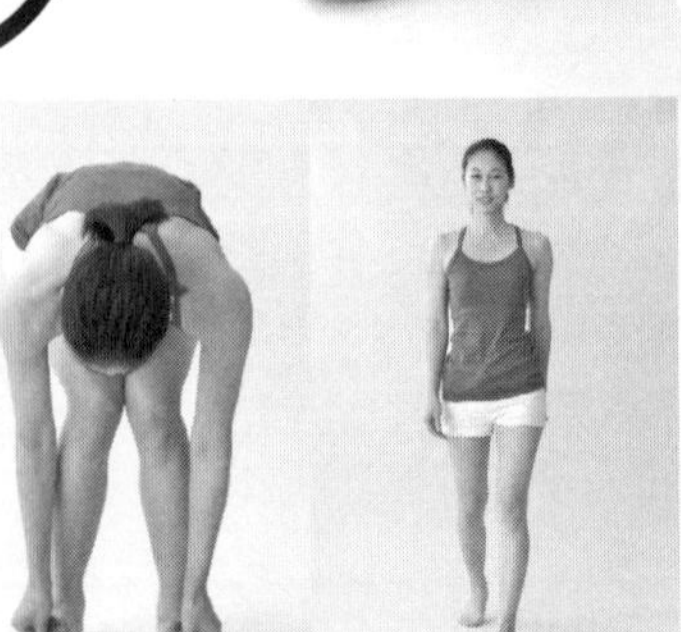

究極の「省エネ」ウォーキング

この「体の重さを利用する」ということが、心地よくウォーキングするうえで何よりも重要になってきます。

これに対し、通常のウォーキングではまず脚力が重視されています。

実際、ウォーキングを実践している人を見ていると、太ももをしっかり上げ、腕を振って歩いている人が多いようです。

でも、そうやって脚力や腕力にばかり頼っていると、最も表面積が大きい体幹（胴体）を有効活用することができません。体全体を腕と脚に頼ってエッチラオッチラ運んでいるようなものですから、すぐに疲れてしまいます。

それよりも、中指を意識して歩いてみてください。

体が前に傾くと言いましたが、それは「脚よりも胴体のほうが先に出る」ということです。

重たい体がまず前に出て、後から脚が追いついてくる。

脚が追いついた時には、体が前に出ているので、またこれに追いつこうと自然に脚が前に出る……これが繰り返されることで、脚力に頼る割合がどんどんと減っていきます。

体が前に傾くだけですから、ものすごい省エネになるわけです。

そう、「頑張って歩く」感じではなくなっていくのです。

頑張らずに歩けるからこそ心地よく、ラクに前に進める。ウォーキングがさらに楽しくなっていくでしょう。

なお、座り方についても、基本は変わりません。

【ダブルTの座り方】

1、椅子に座る前に「ダブルT」をつくる。

2、そのままストンと腰を下ろす。

こうやって座ると、背骨にS状のアーチができるようになるため、自然と猫背が解消され、長時間のデスクワークでも疲れなくなります。

膝痛の予防にも効果抜群！

座り方の話が出たので、立ち上がる時のポイントも解説しましょう。

たとえば、椅子から立ち上がろうとする時、「どっこいしょ」と思わず声が出てしまうことがあるでしょう。

疲れがたまっているから仕方がないと思うかもしれませんが、さにあらず。それ以前に、疲れてしまうような体の使い方をしているところに問題があるのだと考えるようにしてください。

スクッと立ち上がり、行動できるような身軽さがあれば、もっと楽しく生活できると思いませんか？

ところが、体が重たいとそうはいきません。何をするにも億劫《おっくう》になり、発想もネガティブになっていきます。

もっと身軽に日常を過ごすためには、次の「手首スクワット」もおすすめです（24ページ参照）。

【手首スクワット】

1、椅子に座った状態で手を顔の前に出し、骨ストレッチの「基本ポーズ」をつくる。

2、そのままスクワットの要領で立ち上がる。

最初のうちは太ももの前側に力が入ってしまうかもしれませんが、押さえている側の手でもう片方の手を持ち上げるように伸ばすと、腰も一緒に動き、ラクに立ち上がれるようになります。

七回を一セットに、こまめに実践するといいでしょう。

この「手首スクワット」のコツがつかめてくると、何もしないでもスクッとラクに立ち上がれるようになるはずです。

「赤ちゃん抱っこ歩き」で坂道もラクラク

歩き方についても、まだまだおぼえてほしいメソッドがあります。

その一つ、ちょっとユニークな「赤ちゃん抱っこ歩き」を紹介しましょう。

これも「体の重さ」を利用したもので、コツを覚えると坂道や階段などをラクに上っていけるようになります。


【赤ちゃん抱っこ歩き】
1、立った状態で両腕を前に出し、赤ちゃんを抱いたポーズをつくる。
2、実際に赤ちゃんを抱いているイメージでウォーキングする。

赤ちゃんを抱いているイメージを思い描くだけで、体の前方に見えない重みが感じられて、それだけで前傾姿勢になります。

そこに両腕の重さも加わるため、坂道でも脚力に頼らずに自然に前に進んでいけるようになるのです。

エスカレーターに頼ってばかりいる人は、「体の重さを利用する」ということを意識して、階段を上ってみてください。

「赤ちゃん抱っこ歩き」はそうしたコツをつかむ最適のメソッドですが、慣れてきたら鎖骨の両側を前から糸でひっぱられているイメージで歩いたり、階段を上ったりするのもいいでしょう。

鎖骨がひっぱられている状態をイメージすると、自然と体は前傾になりますから、このやり方でも階段や坂道を上ることがさらにラクになります。

「体の重さを利用する」「前傾姿勢になる」「中指を感じる」——こうした点を意識するだけで、体を動かす時の感覚が一変し、歩くのがとてもラクになってくるはずです。

「骨身に任せる」と生き方もラクになる

「ダブルT」をキーワードに、立ち方、歩き方、座り方の様々なバリエーショ

赤ちゃん抱っこ歩き

① 立った状態で両腕を前に出し、
赤ちゃんを抱いたポーズをつくる。
② 実際に赤ちゃんを抱いているイメージで
ウォーキングする。

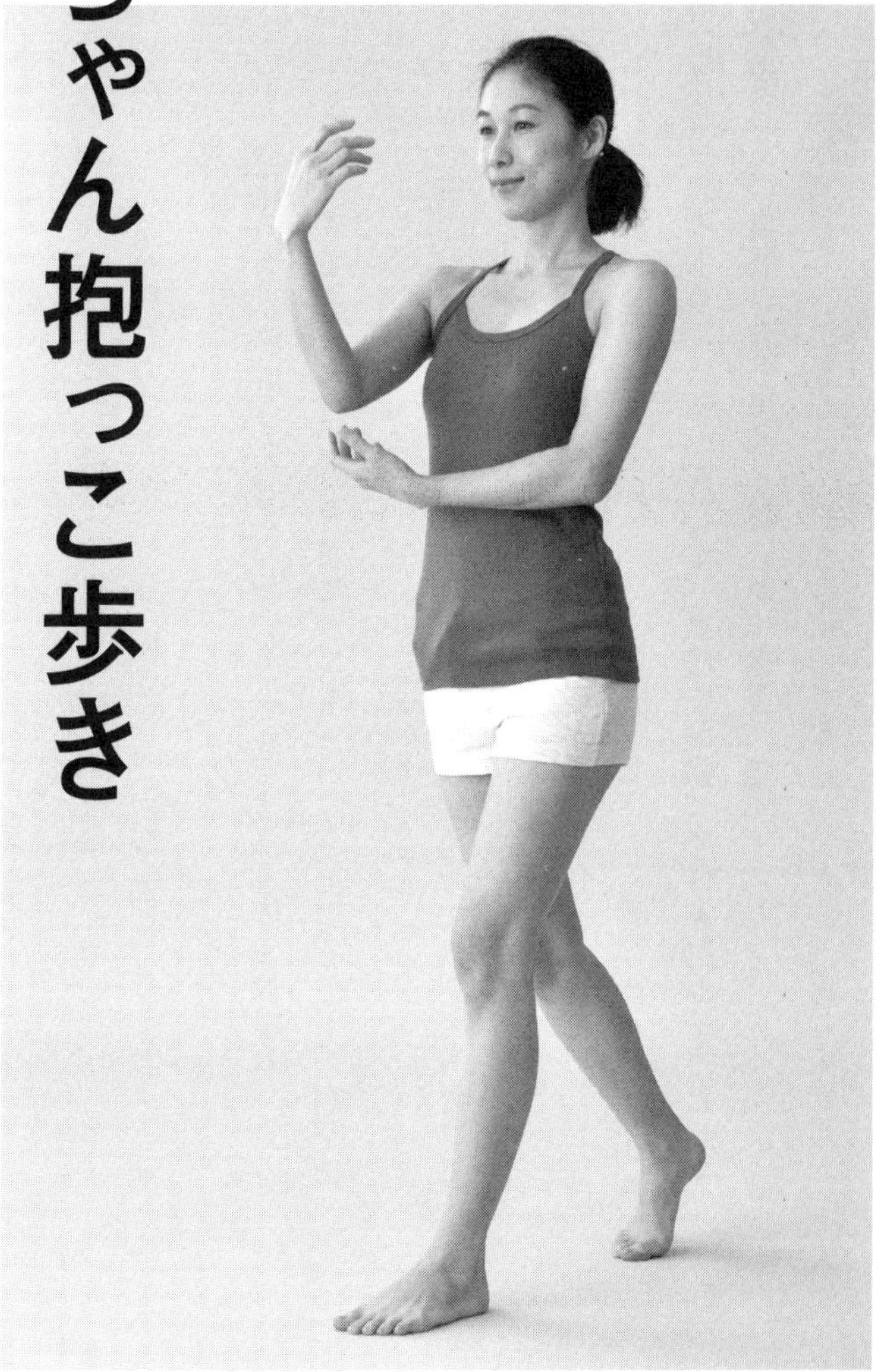

ンを紹介してきました。

こうした感覚が身についてくると、無駄な筋力を使わなくてもラクに立ち居振る舞いができるようになりますが、ここで問題にしているのはあくまでも〝無駄な筋力〟です。

「ダブルT」で体の力みが抜けていくと、筋力ではなく、「体の骨組みで立っている」ことが実感できるようになりますが、もちろん、筋力そのものが不要と言っているわけではありません。

骨組みで体の重さが支えられているからこそ、必要最小限の筋力でもラクに立つことができるのです。

このように体の骨組みを利用することを、私は「骨身に任せる」と呼んで、とても重視しています。

骨身に任せられるようになるからこそ、無理に頑張って体を動かそうとしなくても、美しく、自然な立ち居振る舞いができるのです。

これまで繰り返してきたように、それは決して難しいことではありません。

ただ、「ダブルT」を意識すればいいだけなのですから、誰もが簡単にできることなのです。

自分の体のなかに眠っている〝骨の力〟を信じることで、本来の自然な動きを取り戻してほしいのです。

昔の日本人の「体の使い方」に極意あり

昔の日本人は、ここまでお伝えしてきたような立ち居振る舞いが自然にできていたと、私は感じています。

たとえば、親指で踏ん張るような歩き方をしていたら、体幹が思うように使えず、太ももをしっかり上げ、腕を強く振らないとスムーズに進めなくなります。着物姿でこの歩き方をしたら、腕を振るたびに胸もとがはだけ、足もとも乱れてしまうでしょう。

体の骨組みを上手に使った、「骨身に任せた動き」ができていないと、着物では様にならなかったはずなのです。

実際、昔の人がはいていた草鞋《わらじ》を見ると、鼻緒《はなお》で親指の動きが制御されているため、あまり踏ん張っては歩けません。

走り方にしても、浮世絵などに描かれている飛脚《ひきゃく》の姿はどれも前傾姿勢で、「体の重さ」を利用していたことがわかります（一般の人はあまり走る習慣がなかったようですが）。

そもそも、日々の井戸の水汲みや薪《まき》割りをとっても、効率の悪い体の使い方をしていたら、生活そのものがままなりません。日常のなかで体を使う機会は文明が発達した現代人よりもずっと多かったはずですから、理にかなった動きが自然と身につくようになったのでしょう。

私がこうしたことを強く意識するようになったのは、前述したように古武術の動きを学んだことがきっかけでした。

陸上短距離のスプリンターだった私にとって、古武術の稽古で見せられる動きはまさに異次元の世界。「こんな体の使い方があったのか！」と目からウロコが落ちることの連続でした。

自分が競技生活を通じて学んできたことと一八〇度違っていたと冒頭で述べましたが、決して誇張ではありません。

当時の私は、トレーニングに打ち込むほどに自然な動きから遠ざかり、思うような動きができずに苦しんでいたのです。

「骨のある生き方」をするために

私たちの祖先は、骨をとても大事にして生きてきました。

たとえば、骨がつく言葉を挙げてみてください。

「骨がある」といえば、根性があること、何ごとにも粘り強く、性根が据《す》わっていることを指しています。

それをさらに強調しているのが、「気骨《きこつ》」という言葉。

「あの人は気骨がある」という言い方は、信念を持って行動している人への最上級のほめ言葉でしょう。

逆に、「骨がない」と言えば、根性もやる気もない状態を指します。

「骨がなければ立っていることもできない」とお話ししましたが、それに近いだらけた状態を言うのでしょう。

同様の意味で、「骨抜きにされる」という言葉もありますね。人の言いなりになってばかり、自分の意思というものがない人は、骨が抜かれてしまっているわけです。

あるいは、とても手間がかかることを「骨を折る」と言います。大事な骨が折れてしまうくらい大変ということかもしれません。

そうやって頑張ってきたのに何も報われないと、今度は「骨折り損のくたびれ儲《もう》け」と言われるようになりますね。

あと、「骨を拾う」という言葉は「亡くなった人の遺志を引き継ぐ」という意味でしょう。ただモノとしての骨だけでなく、目に見えない〝生き様《ざま》〟を拾おうとしているはずです。

いまの時代を生きる私たち日本人は、こうした感覚をどれくらい引き継いでいるでしょうか?

そもそも、私たちが何気なく使っている「体」という字は、もとは「體」と書いていました。

驚くなかれ、**「骨が豊か」と書いて「體《からだ》」だったのです。**

ここにも、昔の人が骨をいかに重視していたか、その一端をかいま見ることができるでしょう。

「骨のある生き方」をするためにも、自分の体に目を向け、見失ってしまった豊かさを取り戻していきませんか。

筋肉（見た目）ばかりでは、本当の意味で豊かとは言えません。目には見えない骨をしっかり意識してこそ、目に見える部分の印象も、実際の振る舞いも変わってくると思うのです。

次章では、そのために欠かすことのできない「体をゆるめること」の意味をじっくり探っていきたいと思います。

第3章

固めるよりも、ゆるめること

ゆるめたほうが体は動く

鍛えても強くはなれない？

第1章で「腹筋運動はむやみにしなくてもいい」と述べましたが、これは腹筋を無理に鍛えると体が逆に硬くなり、自由な動きがかえって妨げられてしまうからです。筋力トレーニング全般に言えることですが、頑張って筋肉をつけても、それが実動作につながるとは限りません。

実は、日常の動作をスムーズにしていくには、体を固めることよりも、ゆるめることのほうがずっと大事なのです。

試しに簡単な実験をしてみましょう。

まずは仰向けに寝転がり、一般的に行われている腹筋運動を五回ほどやってみてください。無理をせず、膝をくの字に曲げた状態で構いません。

「五回くらいならたいしたことない」と思われるかもしれませんが、終えた直後に、そのまま起き上がってみてください。

体がやけに重く、起き上がるのがつらくはありませんか。普段から鍛えている人は慣れているため、あまり感じられないかもしれませんが、次に紹介する「腸ほぐし」を行うとその違いがハッキリわかるでしょう。

【腸ほぐし】

1、仰向けに寝そべり、膝をくの字に曲げてリラックスする。

2、両手の指先でお腹（腸）の一帯を強く押すようにマッサージする。

この「腸ほぐし」を三〇秒ほど行い、お腹をゆるめた後に、同じように起き上がってみてください。

思いのほかスムーズに起き上がれるはずです。

固めるよりもゆるめたほうが、身のこなしは確実に軽くなるのです。どちら

☞

「腹筋」をすると……
体が重くなって起き上がるのも大変

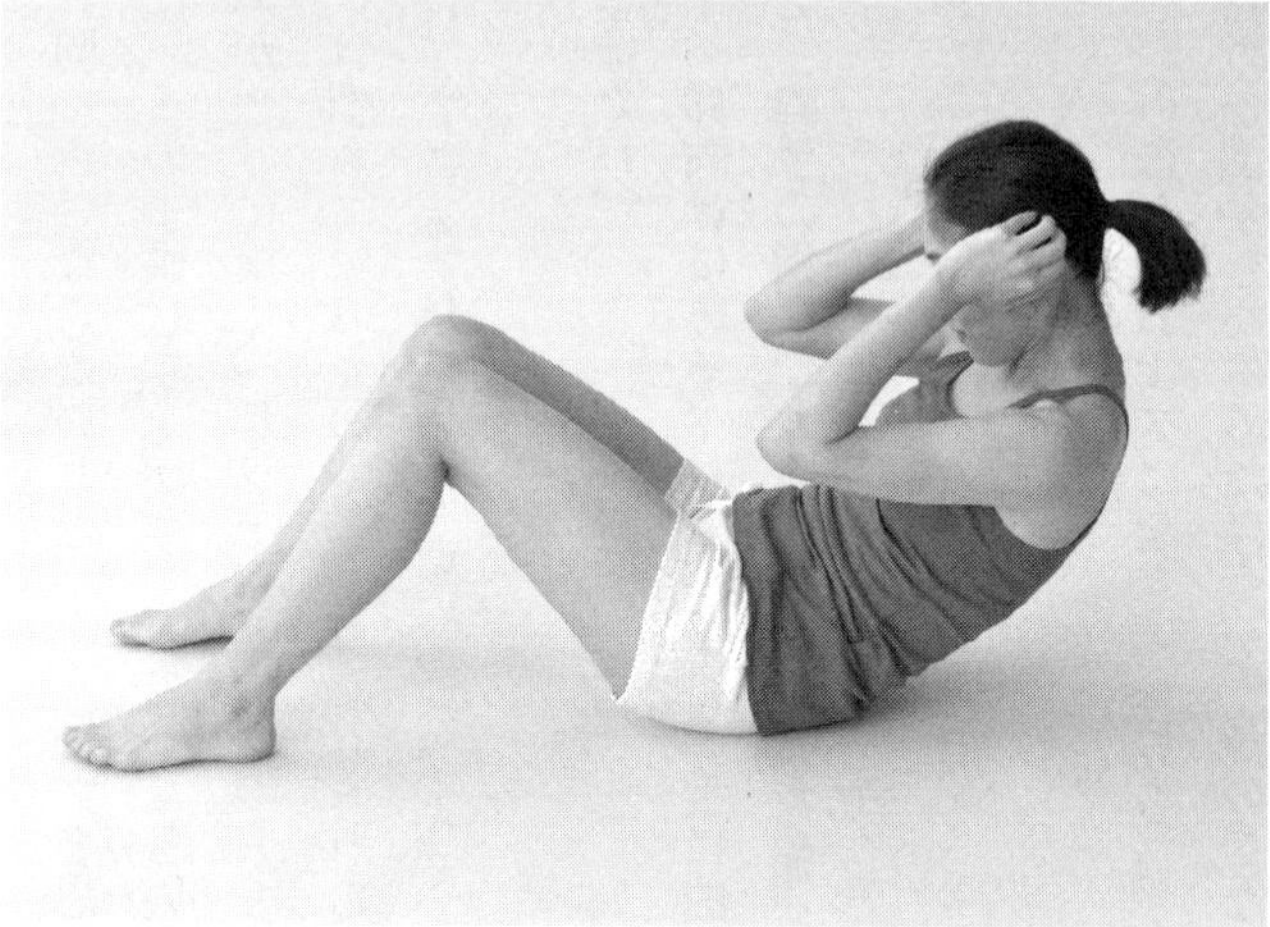

腹筋運動を5回行った後に、起き上がってみると、
体が重く、足どりもいつもより重く感じるはず。

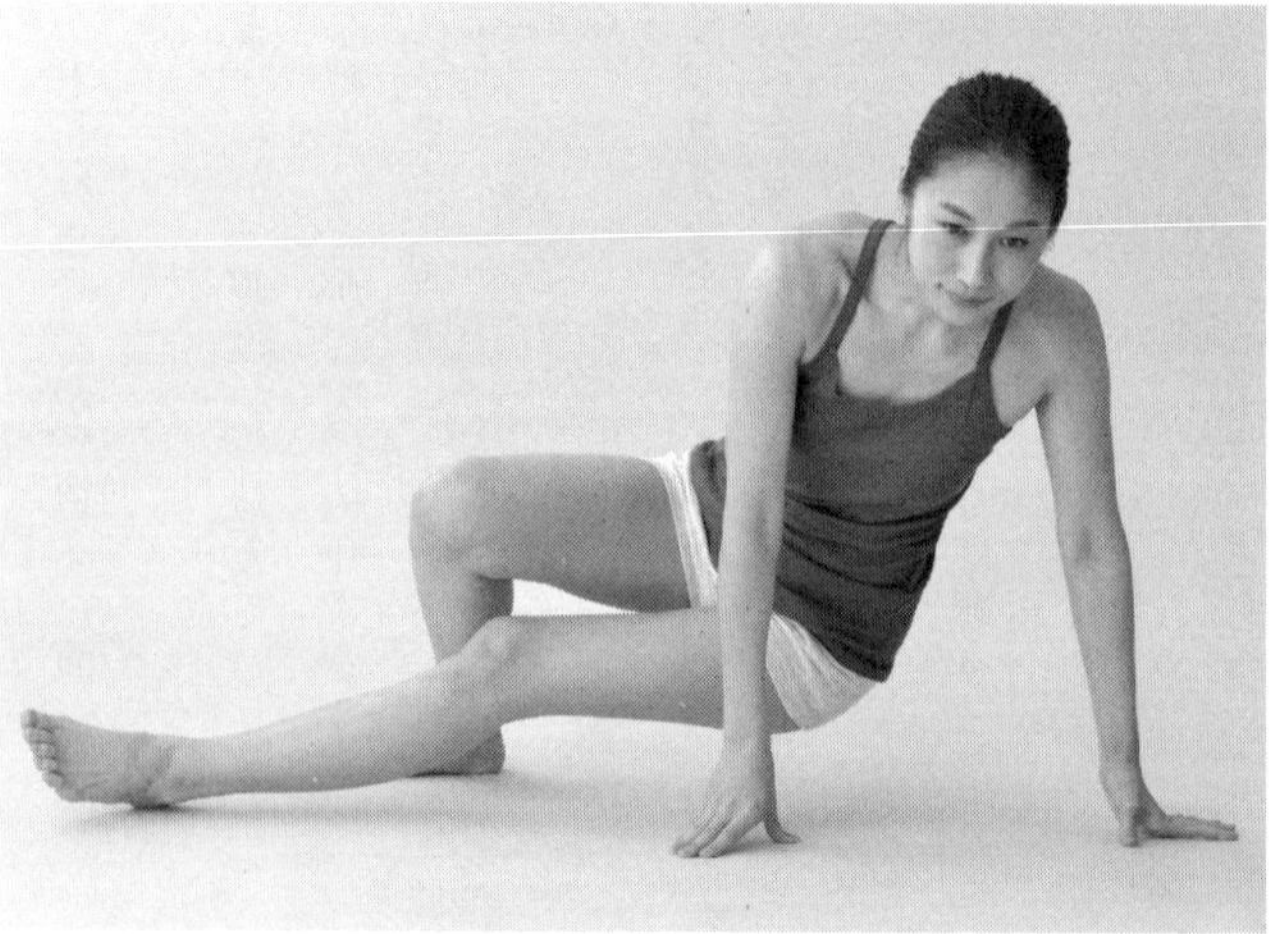

腸ほぐし

☞「腸ほぐし」をすると……
ラクに起き上がれ、
足どりも軽い！

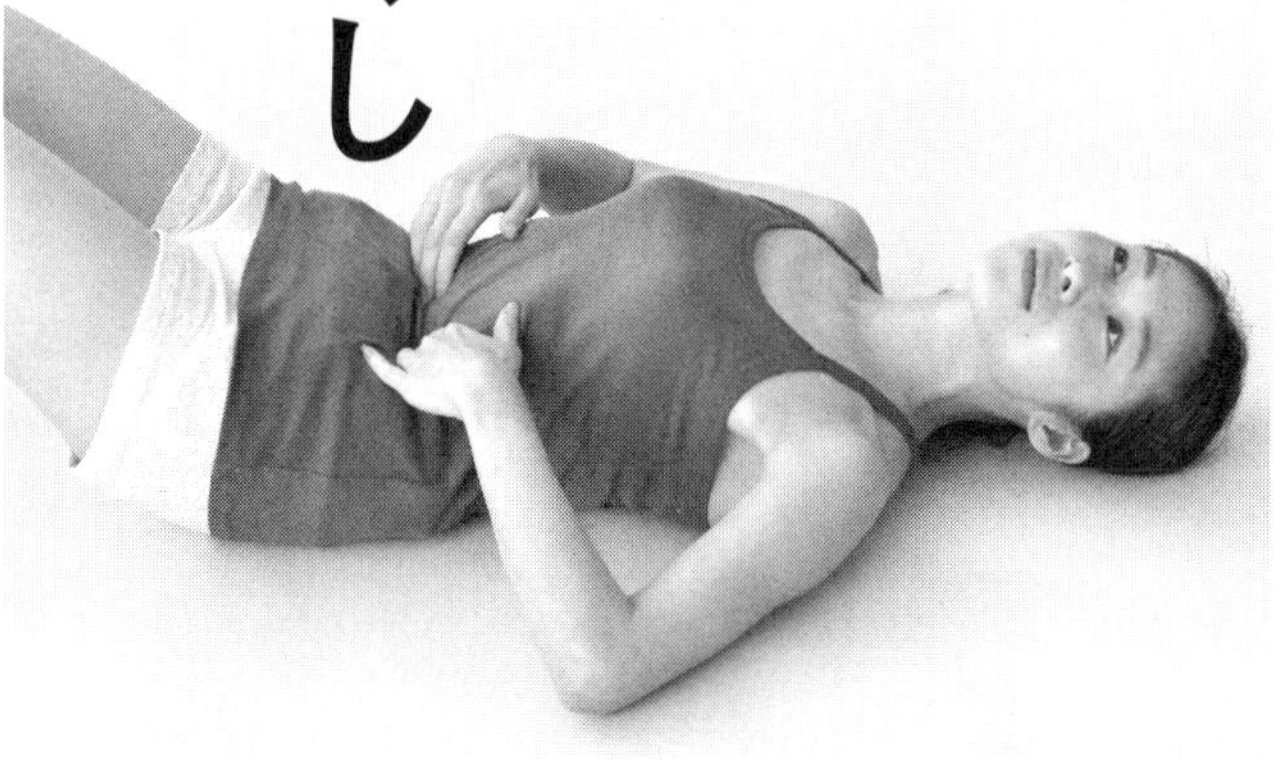

かたや「腸ほぐし」を30秒ほど行った後に起き上がると、
スムーズに起き上がれることに驚くはず。

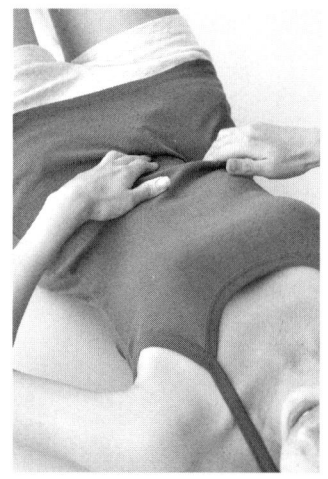

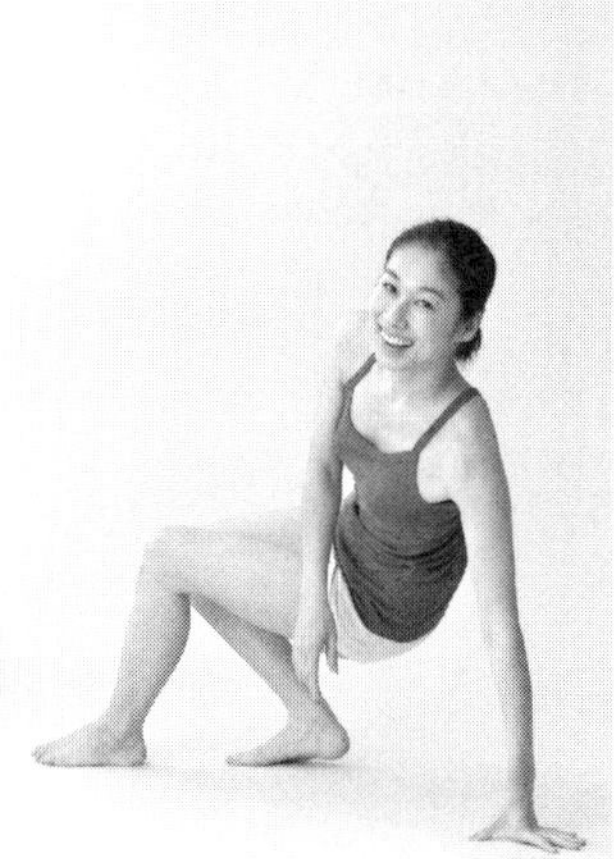

がスムーズな実動作につながるか、それは言うまでもないでしょう。

ストレッチで体が重くなる？

体を固めてしまうのは腹筋運動ばかりではありません。

実は、皆さんが普段何気なく行っているストレッチにも、そうした体を固めてしまうリスクがあるのです。

ストレッチで体が固まる？　ビックリしたかもしれませんが事実です。ここでも簡単な実験をしてみましょう。

まず、片方の腕をゆっくりまわしてみてください。肩こりのある人、体が硬い人は思うようにまわせないかもしれません。

体にコリや痛みがない人でも、意外とまわらなかったり、左右の腕でまわり具合が違うことなどに気づくでしょう。

そうした感触をおぼえておくようにして、次に一般的なストレッチを行ってみてください。腕から肩の一帯をほぐす場合、一般的には92ページのようなストレッチがよく行われていると思います。

終わってから、同じように腕をまわして反応を確かめてみましょう。しっかりほぐしたはずなのに、かえって腕がまわりにくくなってはいませんか？　なかには「何もしない時のほうがよくまわっていた」と感じた人もいるでしょう。

ほぐしているはずなのに、なぜ腕が重くなってしまうのか？　お気づきの人もいるかもしれませんが、こうした一般的なストレッチでは体の一部分しか伸ばせないからです。

体のある部分だけを伸ばしても、体全体のつながりがスムーズになるとはかぎりません。逆に全体のバランスを崩してしまい、腕が重くなるなど、体の自由な動きが妨げられてしまうこともあるのです。

一般的なストレッチを試してみると……

ストレッチを行った後に腕をまわすと、かえってまわりにくくなる。

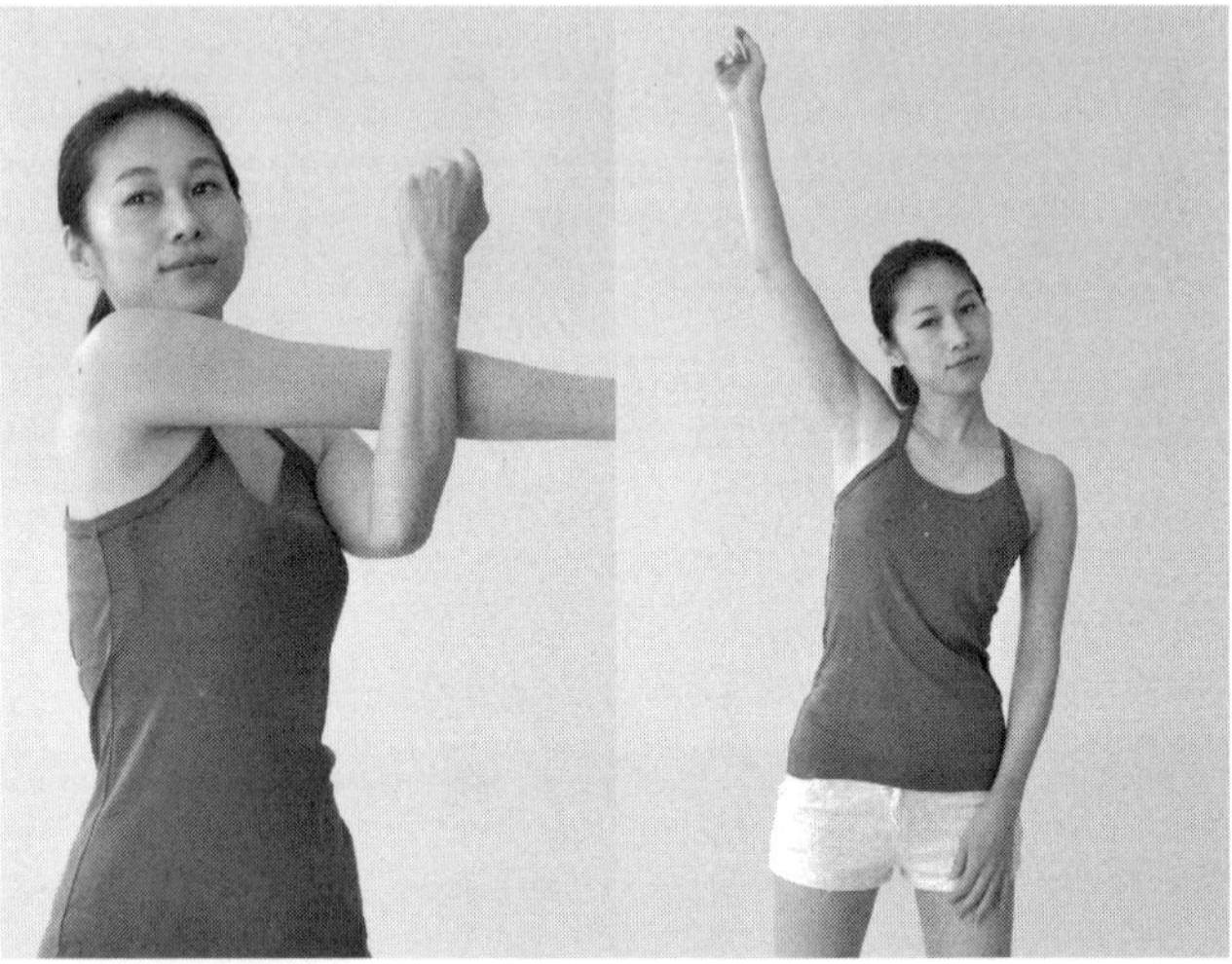

骨ストレッチと比べると違いは歴然!

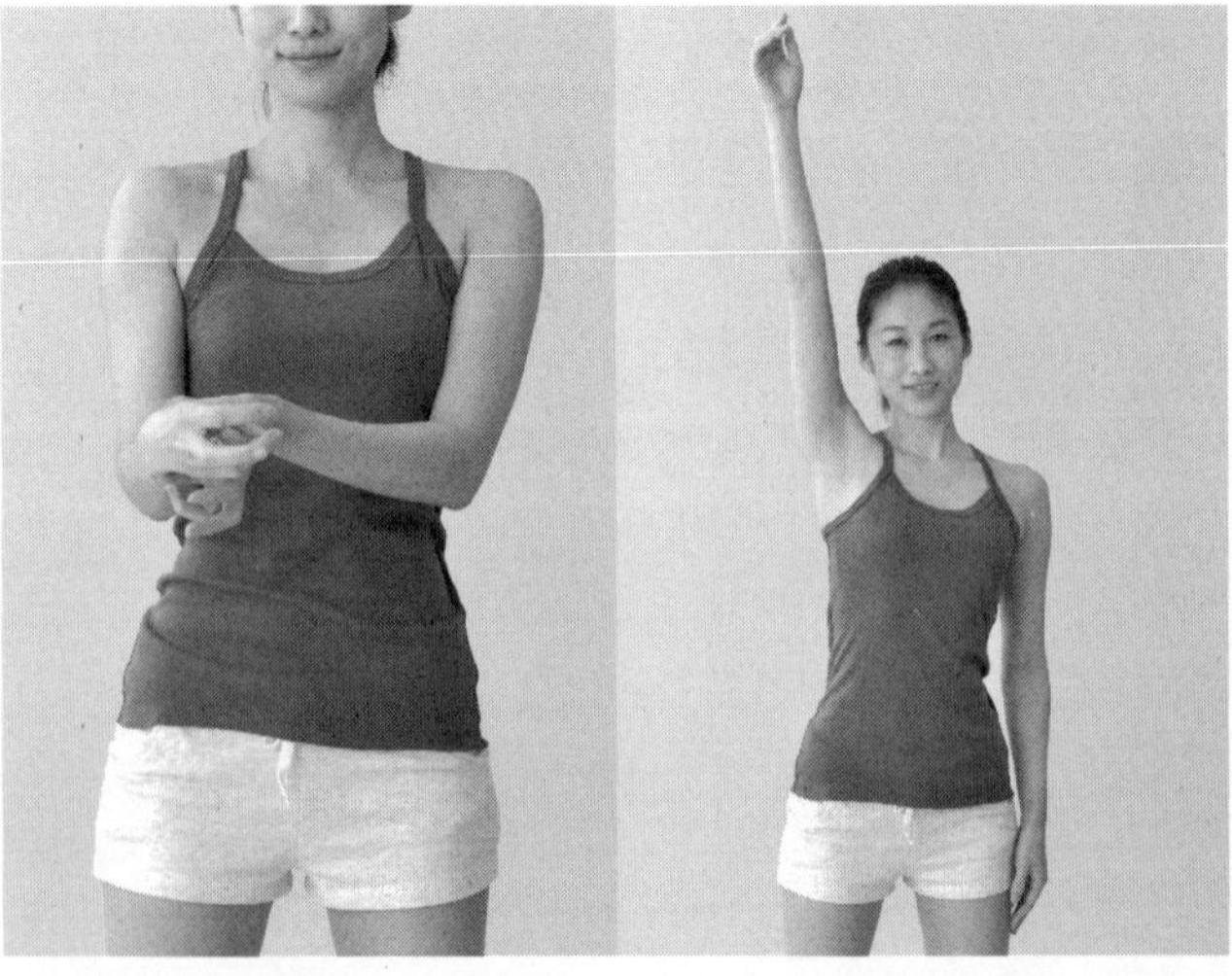

ただ柔らかいだけでは体は動かない

これは、骨ストレッチを行った場合と比べてみれば一目瞭然です。

たとえば、「手首ブラブラ」（10ページ参照）や「手首肩甲骨《けんこうこつ》ストレッチ」（16ページ参照）を行った直後に腕をまわすと、とてもスムーズにまわることを実感したはずです。

骨を押さえることで体全体のつながりが生まれるため、ストレッチしている場所だけでなく、全身がほぐれていくのです。

このように骨ストレッチを続けていくと、身のこなしがどんどん軽くなっていきますが、注意してほしいのはただ柔軟になることを目指しているわけではないということです。

たとえば、ヨガなどを実践している人のなかには、体が信じられないくらい柔軟な人がいるでしょう。

体の硬い人はそれを見て「うらやましい！」と思うのかもしれませんが、いくら柔軟でも実際に心地よく動けなくては意味がありません。

大事なのは、骨を意識して動かせるようになることなのです。ただ筋肉を大きくしても、それだけでは体は動きません。それと同様、ただ体が柔らかくなったところで、体の骨組みを使えていなければ、実際に心地よく動くのは難しいのです。

ウェイトトレーニングで筋力をアップし、体を大きくし、あとはストレッチや柔軟運動で入念に体をほぐす。……このようなトレーニングをしている人が実際には多いのかもしれませんが、そこには肝心なことが欠けています。

それは、体全体のつながりです。繰り返しますが、**体全体のつながりを手に入れるためには、骨を意識する必要があるのです。**

「ほぐしメソッド」で体のサビをとる

かつての私がそうだったように、体を鍛えている人は、ハードな筋トレをすることで自分が強くなったように錯覚します。でも、体全体がうまくつながっていなければ、鍛えた筋肉を活かすことはできません。

踏ん張った状態で立っているほうが実は不安定だったように、ただ体を固めるだけではもろさにつながってしまうのです。

これは、アスリートではない一般の人についても言えることです。

私たちの体は、仕事や人間関係のストレスでつねに緊張を強いられ、カチカチにこわばっています。

そのこわばりはかなり頑固で、根深いものです。

骨ストレッチを行うだけでも十分に体はゆるみますが、長年にわたって蓄積されてきた体のサビを取り除くにはプラスアルファのケアも必要になります。

そこで活用してほしいのが、「ほぐしメソッド」です。様々なメソッドがありますが、その一つが先ほど紹介した「腸ほぐし」。

ストレスによって真っ先にダメージを受けるのは、お腹（腸）だと言われています。ですから、疲れがなかなかとれない時は、まず「腸ほぐし」でお腹をゆっくりもみほぐしてください。

腹筋運動のような努力はまったく必要ありません。ストレスがたまっていたり、食生活が乱れたりしていると、もみほぐすたびにチクチクした痛みを感じますが、自分をいたわるようにマッサージしていくと、徐々に解消されていきます。

あばら骨をほぐす「マグロの中落ち」

体の深部にたまったサビは、骨ストレッチと併用しながら、休日などにゆっくりほぐしていくことをおすすめします。

「マグロの中落ち」（26ページ参照）は、あばら骨（肋骨《ろっこつ》）の一帯にたまったサビをとるのに最適なほぐしメソッドです。

あばら骨の付け根には前鋸筋《ぜんきょきん》という筋肉がついています。この筋肉を拳《こぶし》のギザギザの部分で強めにマッサージしていくのです。

【マグロの中落ち】

１、親指以外の四本の指を軽く握って、両手で拳をつくる。
２、拳のギザギザの部分を両脇腹の肋骨の一帯に当てる。
３、そのまま上下にグリグリとマッサージする。

前鋸筋をほぐすことが大事なのは、あばら骨のある肋骨を自由に動かすことが、上半身をしなやかに動かすうえで欠かせないからです。

一セット一〇回を目安にゴリゴリした後に腕をまわしてみると、とてもスムーズにまわるようになるはずです。

痛みは体にサビがたまった証拠

実は、あばら骨（肋骨）の一帯は、体を鍛えている人にとっても盲点の場所なのです。

ここがほぐれていないから体幹がうまく動かせず、疲れやコリがたまりやすくなります。これまでやったことのない動作でしょうから戸惑われるかもしれませんが、グリグリしていくうちに体の動きが見違えるように滑らかになっていきます。

最近では、骨ストレッチを実践しているスポーツ選手の間でも、競技や練習の合間にグリグリする人が増えています。周囲はきっと不思議に思うはずですが、本人はその効果を知っていますから、みんな気にせず続けています。

もちろん、普段使っていない部位をほぐすことになるので、最初のうちは痛みを感じることもあるかもしれません。

でも、痛いからといってやめてしまうと体はサビついたまま、なかなか思うようには動いてくれません。

痛みを感じるのは、それだけ体を粗末に扱ってきた証拠なのです。

体の声を無視して、好き勝手に体をサビつかせてきたツケだと思い、笑顔で少しずつほぐすようにしてください。

自分の体をいたわるように、でも、ちょっと強めにマッサージしていくのです。そうすると、徐々に痛みは感じなくなり、その分、何とも言えない心地よさをおぼえるようになるはずです。

ストレスに効く究極のマッサージ

このほかにも様々な「ほぐしのメソッド」がありますが、ここではすぐに効果が実感できる三つのメソッドを紹介しましょう。

まずおすすめしたいのが、肩の付け根の出っ張った一帯を強く押すようにマッサージする「烏口突起《うこうとっき》ほぐし」です（28ページ参照）。

【烏口突起ほぐし】

1、烏口突起に指先を当てて、強く押すようにマッサージをする。

2、肩の付け根や鎖骨の近くまで範囲を広げ、痛みを感じる場所を重点的にほぐしていく。

烏口突起は上腕と鎖骨をつなぐ場所にあり、ストレスがたまると痛みが出やすいことで知られています。

ここを指先で強めにマッサージするだけで肩のコリがほぐれ、滑らかに腕がまわるようになります。

肩や首のコリもとれて、ストレスケアにもなりますから、こまめにもむといいでしょう。ちょっと疲れている時などは、文字通り、「肩の荷を下ろす」ことができます。

ひどい肩こりの時は、「手首肩甲骨ストレッチ」（16ページ参照）などを併用し、肩の一帯をしっかりほぐすようにしてください。

こまめに実践したい「手ほどき」「足ほどき」

続いて紹介する「手ほどき」「足ほどき」も、こまめに実践してほしい「ほぐしメソッド」です。どちらもとても簡単。まず、「手ほどき」のやり方を紹介しましょう。

【手ほどき】

1、親指の腹や拳のギザギザの部分を使って、手の甲の腱《けん》の部分をしっかりともむ。

2、同じく親指と人差し指の間のツボ（合谷《ごうこく》）や、手のひらの親指の付け根のふくらんだ部分をもんでいく。

ポイントとなるのは、手の甲の部分です。

パソコンのキーボードを長時間打ち続けていると、この一帯がこわばって手が動かしにくくなってきますが、そんな時は意識的に「手ほどき」をして、手の緊張をほぐしていくといいでしょう。

続いて、「足ほどき」のやり方です。

【足ほどき】

1、足の甲の付け根のくぼんだ部分を両手の親指の腹や拳のギザギザの部分

手ほどき

①親指の腹や拳のギザギザの部分を使って、手の甲の腱の部分をしっかりともむ。

②同じく親指と人差し指の間のツボ（合谷）や、手のひらの親指の付け根のふくらんだ部分をもんでいく。

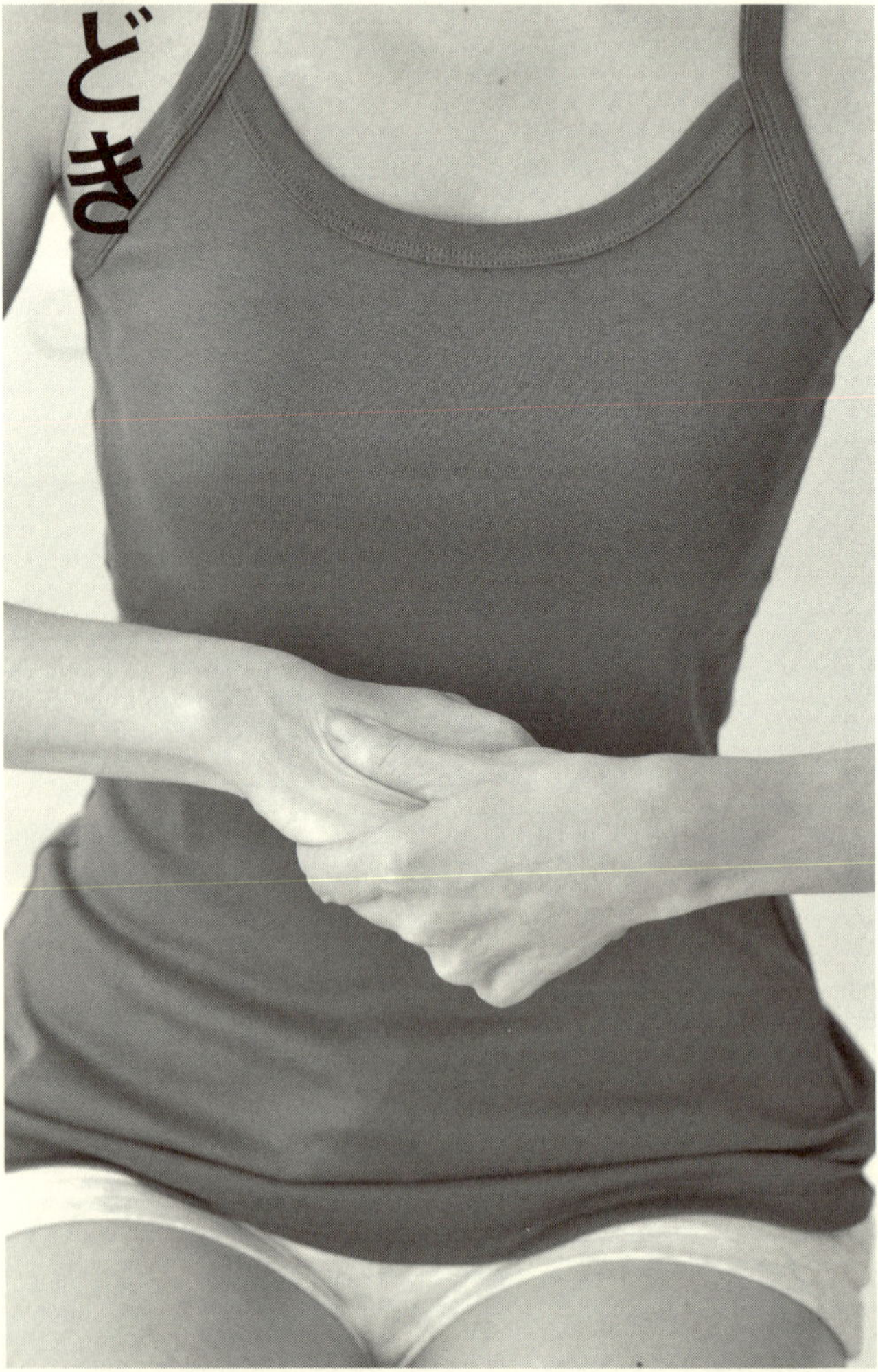

足ほどき

①足の甲の付け根のくぼんだ部分を両手の親指の腹や拳のギザギザの部分を使ってしっかりともむ。
②徐々に範囲を広げていき、足の甲全体をもんでいく。

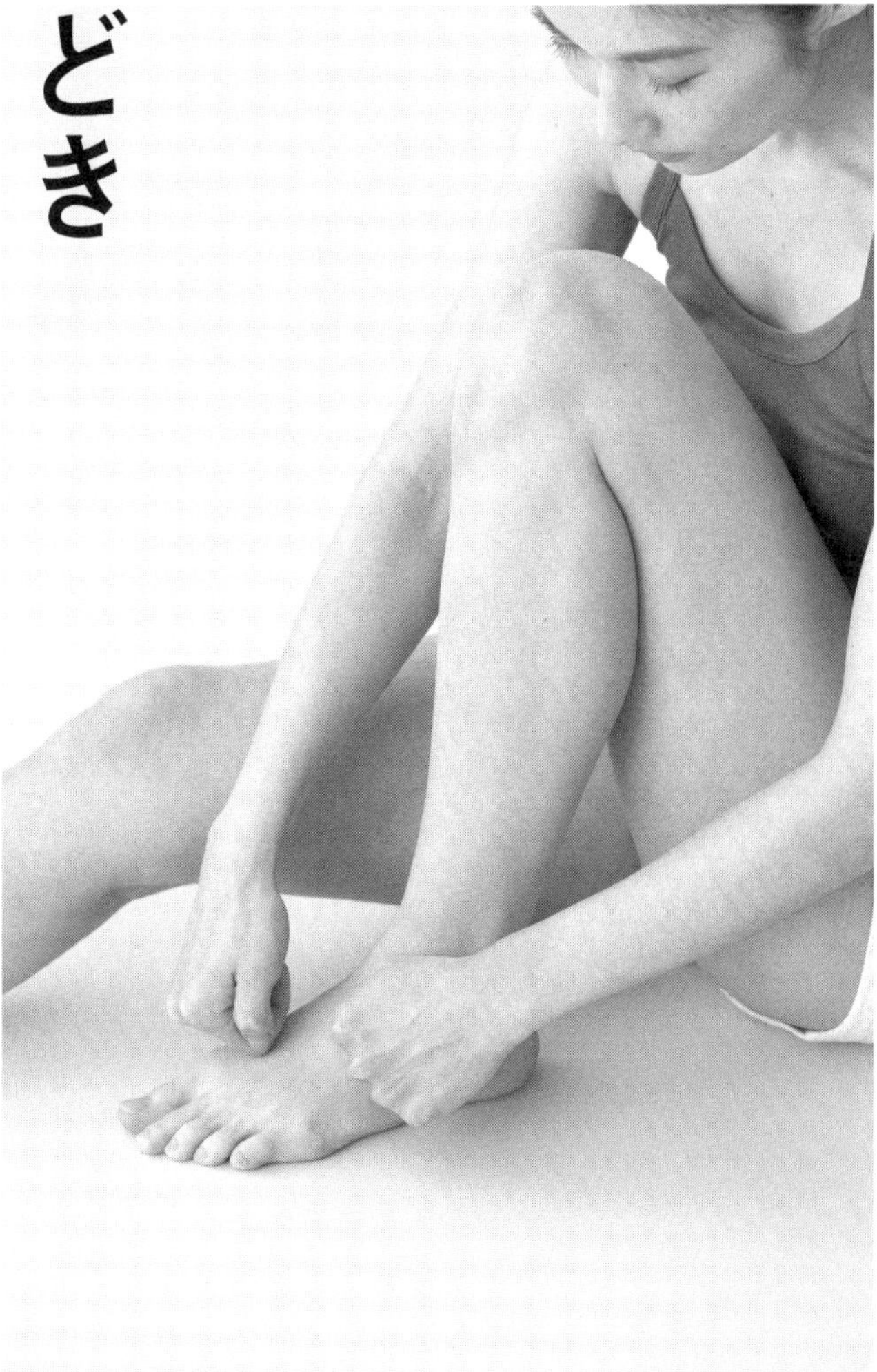

でしっかりともむ。

2、徐々に範囲を広げていき、足の甲全体をもんでいく。

意外と知られていませんが、足首の付け根は、地面に足が着くとき最も負荷がかかる場所になります。

一日中あちこち歩き続けた時などに真っ先に硬化してしまいますから、丁寧にマッサージしてください。

とりわけハイヒールをよくはく女性は、この足の甲がこわばりやすく、慢性疲労の原因にもなります。一日の終わりに意識してもむようにすると、翌日まで疲れを引きずらないでしょう。

インナーマッスルを刺激する

もう一つ極めつけの「ほぐしメソッド」を紹介します。新たに考案したばかりの「大腰筋《だいようきん》ほぐし」です（30ページ参照）。

大腰筋は体幹部にあるインナーマッスル（深層筋）の一つで、上半身と下半身をつなぎ、姿勢を保ったり、歩く時に重要な役割を担っていますが、体の内部にあるためこの筋肉を直接ほぐすことができません。

そこで実際にほぐすのは、両脚のくるぶしの下です。意外だと思われるかもしれませんが、ここをマッサージすることでインナーマッスルが刺激され、体全体が軽くなっていきます。

【大腰筋ほぐし】

1、片方の脚を立てて腰を下ろす。

2、立てた脚のくるぶしの下を、両手の親指と小指で前後にマッサージする。

一セット一〇回ほどを目安にマッサージした後、立ち上がってほぐしたほうの脚の膝を上げてみてください。

片脚でもグラつかず、普段よりもラクに、高く上がるはずです。ほぐしていないほうの脚と比べれば、その変化は一目瞭然でしょう。

また、両脚をマッサージした後に正座をすると、以前よりもラクに座れるはずです。毎日ほぐしていくと、脚にあまり負担をかけることなく正座ができるようになるでしょう。

なお、くるぶしの下をマッサージすることで大腰筋がほぐれることを私に教えてくれたのは、帝京平成大学ヒューマンケア学部教授の竹内京子先生です。この意外なつながりは、実はスポーツ科学でも実証されていることなのです。

骨ストレッチの進化形

この「大腰筋ほぐし」は、これまで紹介してきた骨ストレッチのメソッドと併用することで、さらに効果的に作用します。ここでは「手首肩甲骨ストレッチ」(16ページ参照)を例にとって解説しましょう。

【手首肩甲骨ストレッチ＋大腰筋ほぐし】

1、立った状態で「手首肩甲骨ストレッチ」のポーズをつくる。
2、パートナーは後方にまわり、両脚のくるぶしの下に両手の親指と小指を当てる。
3、パートナーが「大腰筋ほぐし」の要領でマッサージするのに合わせ、そのまま「手首肩甲骨ストレッチ」を行う。

これまでと同様、一セット七回を目安にトライしてみてください。「手首肩甲骨ストレッチ」を行うだけでも肩の可動域は十分に広がりますが、併用することでそれを上回る効果が期待できます。

これまで以上に体をラクにひねることができるので、ウエストの引き締め効果も抜群。シェイプアップしたい人は、同じやり方で「鎖骨ひねり」（12ページ参照）を行ってみるのもいいでしょう。

肩甲骨の一帯が滑らかになると、肩こりが改善されるのはもちろん、体の動きが見違えるように変わってくるはずです。

パートナーと行う「骨ストレッチ」
手首肩甲骨＋大腰筋ほぐし

① 立った状態で「手首肩甲骨ストレッチ」のポーズをつくる。（16 ページ参照）
② パートナーは後方にまわり、両脚のくるぶしの下に両手の親指と小指を当てる。

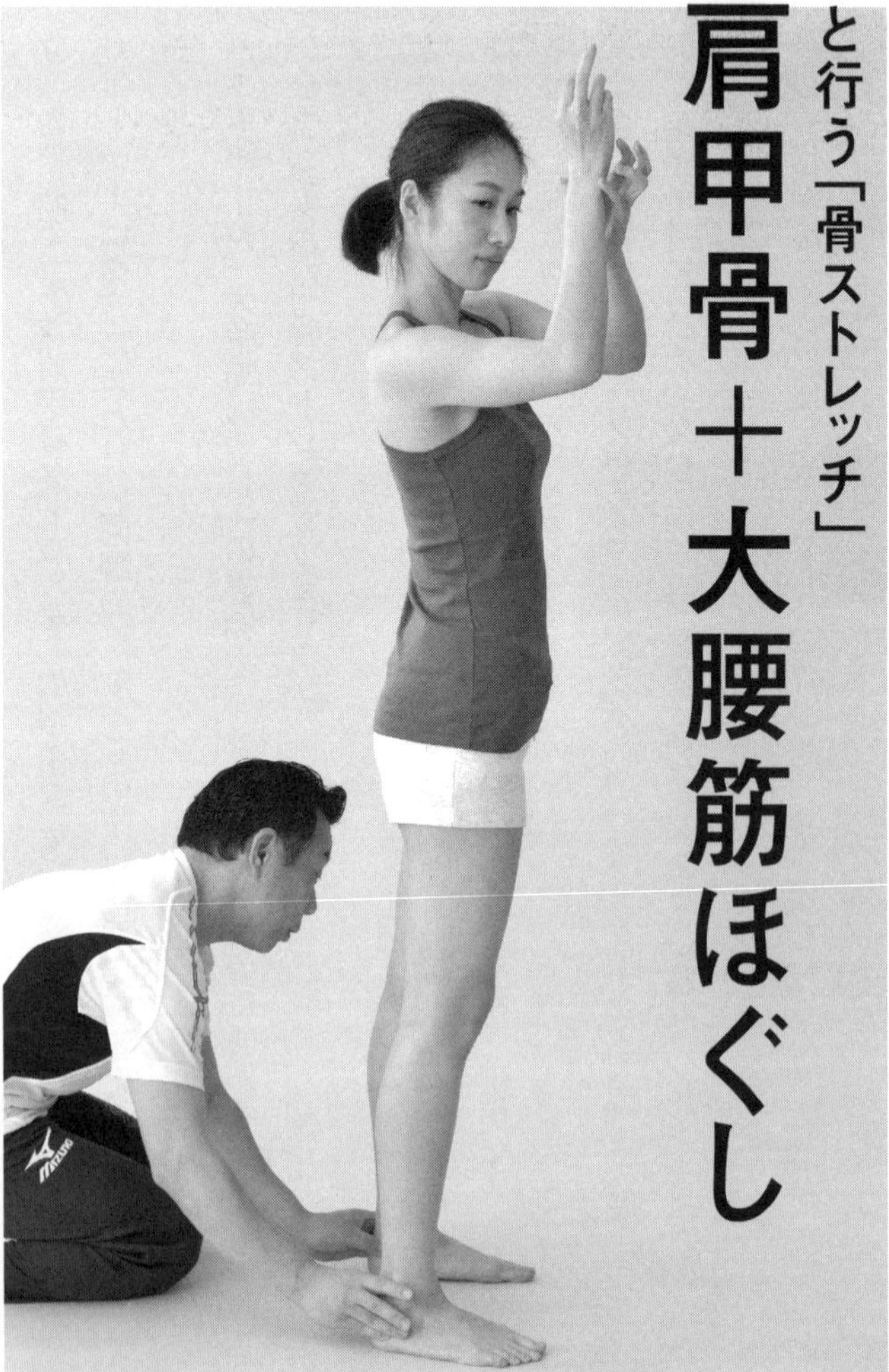

③ そのまま「手首肩甲骨ストレッチ」を実践。その際、パートナーは相手のくるぶしの下を「大腰筋ほぐし」(30 ページ参照)の要領で前後にマッサージする。
※ 1セット 7 回が目安。慣れてきたら、スライド式の手首肩甲骨バージョン（139 ページ参照）でも行ってみてください。

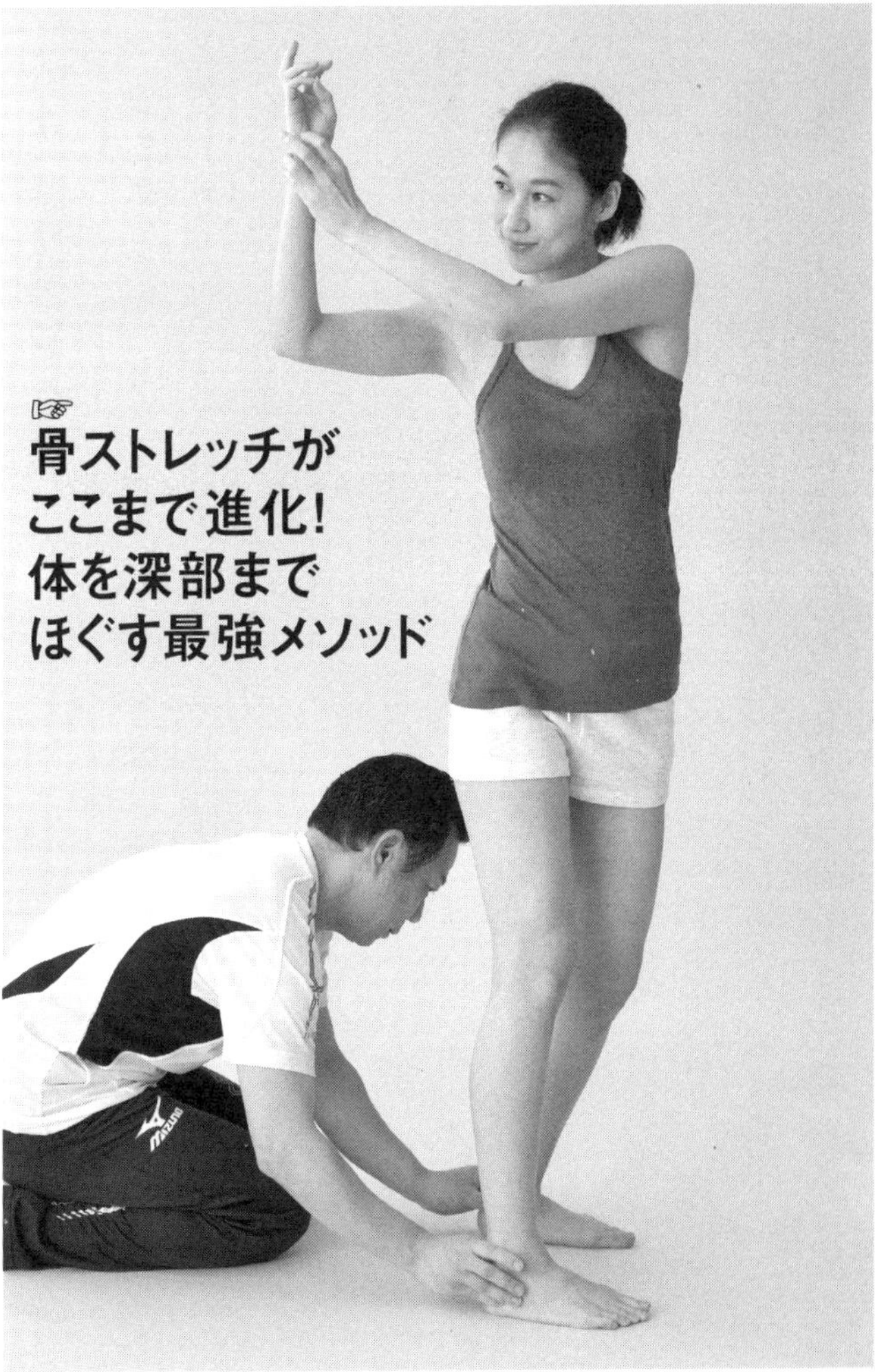

☞
骨ストレッチが
ここまで進化!
体を深部まで
ほぐす最強メソッド

体の「力み」を簡単にとるコツ

オフィスでの気分転換、あなたはどんなことをしていますか。

先ほど紹介した「手ほどき」に加え、もう一つおすすめしたいのが、「手のひら返し」です（22ページ参照）。

【手のひら返し】

1、両手の手のひらを上にする。

2、そのままクルッと手のひらを下に返す。

たったこれだけの動作で肩の関節がほぐれ、ラクに指が動かせるようになります。

肩や首のコリがひどい人は、「烏口突起《うこうとっき》ほぐし」（28ページ参照）や「手首肩甲骨ストレッチ」（16ページ参照）と併用しながら、仕事の合間にこまめに実践するといいでしょう。

「手のひら返し」は、手先を使う作業であれば、どんな場面にでも活用することができます。

たとえば、料理の際にうまく包丁が使えないという人は、「手のひら返し」をしてから包丁を握り、野菜などを切ってみてください。

肩の力がスッと抜けるため、キャベツの千切りのように器用な包丁さばきが求められる場合でも、思いのほかラクに、リズミカルに手が動かせるはずです。

私の専門であるスポーツで言えば、陸上の短距離の選手などには、スタート台に立った時にまず「手のひら返し」を行うことをすすめています。

スタート前は緊張し、どうしても肩に力が入ってしまいますが、「手のひら返し」でそうした無用な力みが取り除かれれば、リラックスして競技に臨めるようになります。

テニスのラケット、野球のバット、ゴルフのクラブを握る場合も同様です。

無駄な力みをとる。……何ごとにおいても、これがうまくいくためのコツで

あると考えてください。

そのカギは、案外と簡単なところに隠されているのです。

背伸びにもコツはある

オフィスでの気分転換というと、一般的には腕を伸ばして背伸びするシーンを思い浮かべる人も多いでしょう。

背伸びすること自体はいいのですが、問題はやり方です。組んだ両手を裏返すようにして、「ウーン」と伸びをしてはいませんか?

このやり方で背伸びをした後に、肩をまわしてみてください。腕が重く、思うようにまわらないことに気づくはずです。

これは、肩から首にかけての一帯が硬直化し、可動域が狭くなってしまったことを意味します。これでは背伸びをする意味がありませんよね。

私が皆さんにおすすめしたいのは、猫背を解消し、肩のこわばりをラクにしてくれる「手首背伸び」です(23ページ参照)。

【手首背伸び】

1、肩幅に足を開いて立ち、骨ストレッチの「基本ポーズ」をつくる。

2、そのまま腕を上げ、天を突くようにして背伸びをする。

こちらも、それぞれの腕で七回一セットずつ行うのが目安。肩を上げ下げしながら繰り返していくと、肩の一帯がすっきりしてきます。

立った状態はもちろん、椅子に座ったままでも行えるので、肩や首がこってきたなと感じたらこまめに行うようにしてください。

椅子の背もたれを利用して、体を後方に伸ばしていくのもいいでしょう。

「手首背伸び」で身長が伸びる？

「手首背伸び」を行った後、同じように腕をまわしてみると、先ほどとは比べものにならないくらいラクにまわることに気づくでしょう。

不思議に思うかもしれませんが、これには理由があります。

背を伸ばす目的は、本来、肩や首の関節の詰まりを取り除き、可動域を広げることにあります。

でも、腕を組んだ背伸びでは、確かに腕と一緒に肩は上がりますが、両腕が内側に反《そ》ってしまうため関節の詰まりは取り除けません。それどころか、伸ばせば伸ばすほどさらに詰まってしまうのです。

これでは背伸びではなく、「背縮み」でしかないでしょう。

一方、「手首背伸び」は両腕を天に突き上げるように伸ばしていくため、こうした関節の詰まりは一切ありません。腕にひっぱられるようにして、文字通り背骨が伸びていくため、毎日続けていくと猫背が解消され、驚くことに身長が伸びることもあります。

実際、この「手首背伸び」を三〇人に実践してもらったところ、たった一セット行っただけで身長が一センチ以上伸びた人が五人もいました。〇・五センチ以上の人も含めると実に二二人！

正確に言うと、これは身長が伸びたのではなく、本来の身長に戻ったといったほうがいいと思いますが、私たちは、日常生活のなかで体を酷使し、それだけ姿勢をゆがめてしまっているのです。

骨ストレッチは、こうした生活習慣の見直しにも役立ちます。

「姿勢のゆがみ」が病気をつくる

骨ストレッチの講習会では、若い世代ばかりでなく、中高年や高齢の方を指導する機会が少なくありません。

皆さん、健康に対する関心が高いのですが、肝心な点を見落としていることが多いような気がしています。

その一つが、姿勢です。いくら運動をしていても、姿勢がゆがんだままであればそのゆがみを助長しかねません。

姿勢のゆがみは、言うまでもなく、日常生活のなかで徐々につくられていくものです。

たとえば、家事をする場面を思い浮かべてみてください。台所で料理をしたり、洗い物をしたり、掃除機をかけたり、ほとんどの場合、背中が丸まった前《まえ》屈《かが》み（猫背）の状態になっているでしょう。それを理解し、意識的にケアをする必要があるのです。

一方、オフィスではどうでしょうか。

デスクワークが続けば、ここでも姿勢は前屈みになりやすいはずです。仕事中は同じ姿勢が長時間続くケースが多いでしょうし、猫背のリスクがさらに高いと言えるかもしれません。

こうした姿勢のゆがみ＝猫背は、体に様々な負荷をかけてしまいます。主《おも》だったものは次の三点が挙げられます。

1、筋肉が硬くなり、肩や首が自由に動く範囲が狭くなる。

2、頸動脈《けいどうみゃく》が圧迫され、脳への血流が低下する。

3、横隔膜《おうかくまく》がふさがり、呼吸が浅くなる。

たかが姿勢くらいと思っていたら大間違い。そのまま放置しておくと、様々な病気、体調不良につながってしまうでしょう。

生活習慣病が増えている本当の理由

1の筋肉の硬化については、首や肩のコリなどの原因になることは、すでに指摘してきた通りです。

2はあまり知られていませんが、姿勢がゆがむと首の骨（頸椎《けいつい》）が圧迫されるため、脳への血流がスムーズではなくなります。慢性化すれば脳梗塞《のうこうそく》や認知症などのリスクを高めることにもなりかねないでしょう。

3については、猫背によって胸がふさがることで、横隔膜が硬直化し、呼吸が浅くなります。その結果、酸素の供給量が減ってしまうため、全身の血流にも影響が及んでしまうのです。

こうして見ていくと、いわゆる生活習慣病は、文字通り「生活習慣によって生み出される病気」であることがわかるのではないでしょうか。

生活習慣病は、糖尿病、高血圧症、高脂血症《こうしけっしょう》（脂質異常症）などの総称で、これらの症状が悪化すると動脈硬化を起こし、脳梗塞や心筋梗塞《しんきんこうそく》の引き金になると言われています。

こうした生活習慣病が増えた原因は、食事やストレスの問題も大きいと思いますが、その根底には姿勢の悪さも大きく関わっているように感じます。姿勢も含めた生活習慣が病気を引き起こす。……多くの中高年、高齢者への指導を通じて、私はそう感じています。

家事をすること、仕事をすることが、知らぬ間に病気の原因になっているのです。だとしたら、それを放置せず、こまめにケアしていくことが大事だとわかるでしょう。

こうした姿勢にまつわる問題についても、骨ストレッチやほぐしメソッドが大いに役立ちます。「ダブルTの立ち方」、歩き方をおぼえるだけでも、姿勢の悪さは改善されるでしょう。

リラックスするには「骨」が大事！

もちろん、しっかりゆるめるためには、これまでお伝えしてきたように、体を支える「骨組み」が重要になります。

ここで大事なポイントを復習しておきましょう。

1、ゆるんでいるけれど、だらけてはいない。
2、体を「骨組み」で支えている。
3、無駄な筋力を使わずに動作ができる。

このつながりをぜひ理解するようにしてください。

体の骨組みさえしっかりしていれば、私たちはもっとゆるんでいいのです。力を抜く。リラックスする。それが重要であると頭でわかっていても、実際に体の緊張をほぐしていくのは容易ではありません。

だからこそ、「骨」なのです。体の骨組みを意識し、活用していくことで、心地よく生きるコツをつかんでいきましょう。

そのために、とにかくほぐしてください。「ほぐしメソッド」をうまく活用しながら、ゆるめていくことを心がけるのです。

ゆるめることが苦手だという人は、いつも笑顔でいることを意識するといいでしょう。それだけでも筋肉がゆるみ、緊張はほぐれます。骨ストレッチの効果をさらに高めてくれるでしょう。

笑顔の大切さは、メンタルについて取り上げる第5章で詳しく説明したいと思います。

「剛《ごう》」よりも「柔《じゅう》」のほうが強い

昔の人は、「柔よく剛を制する」という言葉を用い、体を固めることより、ほぐすこと・ゆるめることを大事にしてきました。

「やわらかくて、しなやかであるものが、その自在な動作によって、てごわく強いものを押さえつけてしまう」

辞書をひもとくとそう書いてありますが、ここでは「柔」を体がほぐれ、ゆるんだ状態、「剛」を体が固まり、サビついてしまっている状態だとイメージすればいいでしょう。

見た目には「剛」のほうが強そうに映るかもしれません。だから、強くなりたい、たくましくなりたいと思って、ウェイトトレーニングや筋力トレーニングで体を鍛える人が多いのでしょう。

でも、大事なのは実際に動ける体であるかどうかです。

果たしてあなたは、どのくらいしなやかな、自由に動ける体を手に入れているでしょうか。体のあちこちにコリや痛みを感じている人は要注意です。そのように体のあちこちが固まってしまっているのなら、まずはほぐし、ゆるめていくことを心がけましょう。

車のハンドルでも、「遊び」が必要であるように、体も少しゆるめておくほうがうまく動けるのです。「柔よく剛を制する」というと難しく感じるかもしれませんが、皆さん一人一人の日常の感覚にピッタリ合った言葉であると私は思っています。

固めるよりも、ゆるめること。固まりやすい生き方をしている私たちは、もっとゆるんだほうがいいのです。

第4章

なでるだけでも体はほぐれる

体を芯からゆるめる

骨ストレッチ体験者が増えている理由

二〇〇七年に骨ストレッチを考案して以来、体験者が年々増加し、いまではたくさんの人に実践してもらえるようになりました。

全国で開催している講習会も盛況で、リピーターが多いのは嬉しいことです。

骨ストレッチの特徴の一つに、やり方がシンプルで、その場ですぐに効果が体感できる点が挙げられますが、これは言い換えると、「再現性が高い」ということです。

世の中にはすぐれたメソッドはたくさんありますが、セミナーや講習会などに参加して、すばらしい指導が受けられたとしても、それを思うように再現できないことが少なくありません。

先生に習っている時にはコツをつかんだ感触を得られても、あとで独習しようとするとその感触が失われていて、なかなか再現ができない。そんなもどかしい思いをした方もおられると思います。

コツとは感覚的なものなので、こうしたもどかしさを覚えることはある程度仕方ないかもしれません。

でも、骨ストレッチの場合、コツをつかむことは、文字通り、「骨をつかむ」ことなのです。

骨を押さえれば同じ動きが再現できますから、コツを見失うリスクを最小限に抑えることができます。

「ああ、知らない間に体に負荷をかけてしまっていたんだな」

続けていくうちにそう実感できれば、どうすれば理にかなった体の使い方ができるかに関心が向かうでしょう。

そのために大事なのは、こうした再現性の高さなのです。

「体の声を聞く」習慣をつけよう

もう一つ大事なのは、「体の声を聞く」ということです。

この本では、骨ストレッチを行う前後に腕をまわすなどして、体の変化を確かめることをすすめてきました。

こうした比較が、体の声を聞く第一歩。

たとえば、これまでストレッチや筋トレを何となく惰性で行ってきませんでしたか?

私たちの脳は、過去の習慣や情報に惑わされることで、効果があるような錯覚に陥りがちです。「これだけの回数をこなした」「毎日続けている」といった頑張りに満足を求めてしまうこともあるでしょう。

骨ストレッチが大事にしているのは、あくまでも皆さん一人一人の〝心地よい〟という感覚です。

それは、たえず体の変化を比較することでより明確になります。そうした習慣をつけていくことで、まわりの情報に振り回されず、自分なりに感覚を磨いていけるでしょう。

　この比較がうまくできないという人は、一番元気だった頃の自分を思い浮かべてみることをおすすめします。

　これまで生きてきたなかで、それはいつだったでしょうか？　部活に打ち込んでいた学生時代？　会社に入社したての頃？　それとも、もっと子供の頃？　……いろいろな場面が浮かんでくると思いますが、その時に比べて、いまの体調はどうですか。

　体が重い。疲れやすい。あちこちに痛みがある。気力が湧いてこない。……これは齢《とし》だから仕方がないことなのでしょうか。

　年をとっても元気な人、肌つやのいい人はいくらでもいます。年齢とともに筋力は低下し、若い頃の瞬発力は失われていきますが、日常の身のこなしまで不自由になってしまうとは限りません。

　むしろ、年齢を重ねるごとに無駄な動きがなくなり、きびきびした、美しい立ち居振る舞いをする人もいるでしょう。

大事なのは日常の身のこなし

これまで述べてきたように、そうした若々しさのカギを握るのは、「筋肉」ではなく、「骨」なのです。

「老化は骨の衰えからくる」と言われますが、実際、骨粗鬆症《こつそしょうしょう》に悩む高齢者も年々増えているようです。

カルシウムを摂《と》れば骨が丈夫になる？　それも一理あるのかもしれませんが、それ以上に大事なのは日常の身のこなしです。

体がいつも重く、動くのが億劫《おっくう》。歩くとすぐに疲れてしまう。そんな状態では、日常生活で体を使う機会がどんどん減ってしまいます。体を使わなければ、骨が衰えてしまうのは当たり前です。

ただ、無理に体を酷使して鍛えても、ストレスがたまるだけで楽しくはありません。三日坊主になってしまうでしょう。

「あの人はいくつになっても若い」
「身のこなしが軽やかで、年齢をまったく感じさせない」
「いつも明るく、笑顔が絶えない」

そんなふうに言われている人が身近にいたら、きっとうらやましい、自分もそうなりたいと思うでしょう。
まずは、思わず動きたくなるような、小躍りしたくなるような、そうした元気な体を取り戻していきませんか。ちょっとしたコツさえつかめば、誰もが楽しみながら自分を変えていけるはずです。

「スライド式骨ストレッチ」を初公開

さて、骨ストレッチも、年を経るごとにバリエーションが増え、内容も進化しています。

これまで私は考案したメソッドはすべて公開してきました。「これはすごい！」という発見があっても、講習会などですぐにオープンにしています。参加者の反応を見ると、また新しいアイデアが湧いてくるからです。そうした繰り返しのなかで発見したのが、「スライド式骨ストレッチ」です。

これまでの骨ストレッチのメソッドは、親指と小指で体の節々《ふしぶし》を押さえ、ひねったり、伸ばしたり……それが約束事になっていましたが、スライド式は親指と小指で腕や脚をすべらせるようになでるだけ。

ここでは、いくつかスライド式のメソッドを紹介していきましょう。まずは最もシンプルな「前屈バージョン」です。

【スライド式骨ストレッチ・前屈バージョン】

1、立った状態でやや膝を曲げ、両手の親指と小指で両脚の太ももの付け根を押さえる。

2、両手を太ももから膝、脛《すね》へとスライドさせながら、前屈を繰り返す（1

セット7回が目安)。

リズミカルに前屈を繰り返すことで、体が硬い人でも両手が床につくくらいに柔軟性が増していきます。

また、わずかな時間行っただけでも血流が良くなり、体がポカポカと温かくなる利点もあります。日頃の運動不足を改善したい人は、ぜひスライド式を取り入れてみてください。

もみ返しのない上手なマッサージの秘訣

それにしても、親指と小指で繰り返しなでるだけで、なぜ下半身の柔軟性がアップするのでしょうか。

ここでもカギを握るのは、親指と小指の組み合せです。

たとえば、親指と小指でUの字をつくり、腕を上下にマッサージしてみてください。一〇回ほど行った後に腕をまわすと、これだけでも腕全体が軽くなっ

スライド式骨ストレッチ
前屈バージョン

☞
両脚を親指・小指で
なでるだけで、
柔軟性が驚くほどアップ！

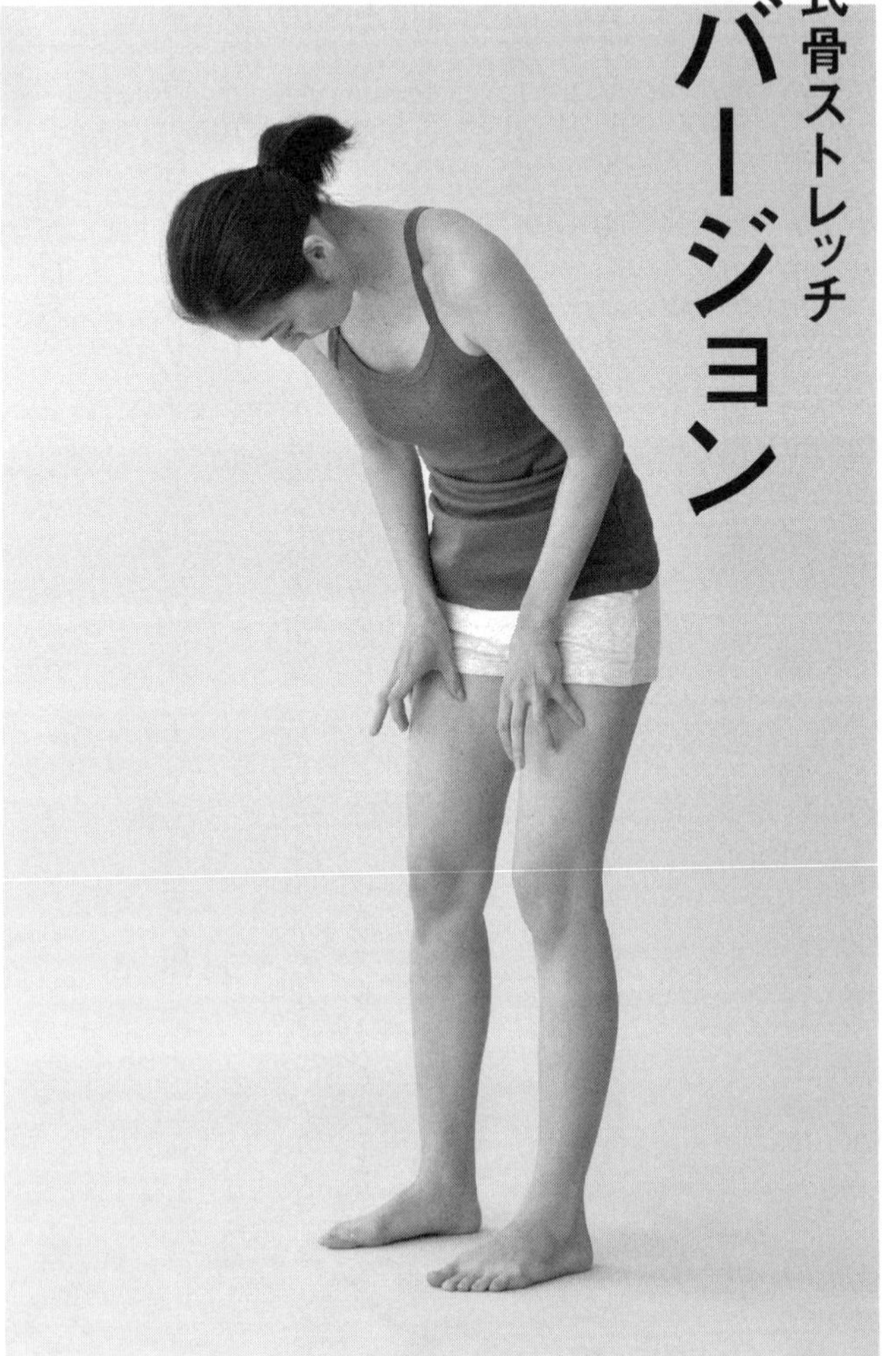

① 立った状態でやや膝を曲げ、両手の親指と小指で両脚の太ももの付け根を押さえる。
② 両手を太ももから膝、脛《すね》へとスライドさせながら、前屈を繰り返す。
※ 1セット7回が目安。
※ リズミカルに前屈を繰り返すことで、両手が床につくくらいに柔軟性が増していきます。

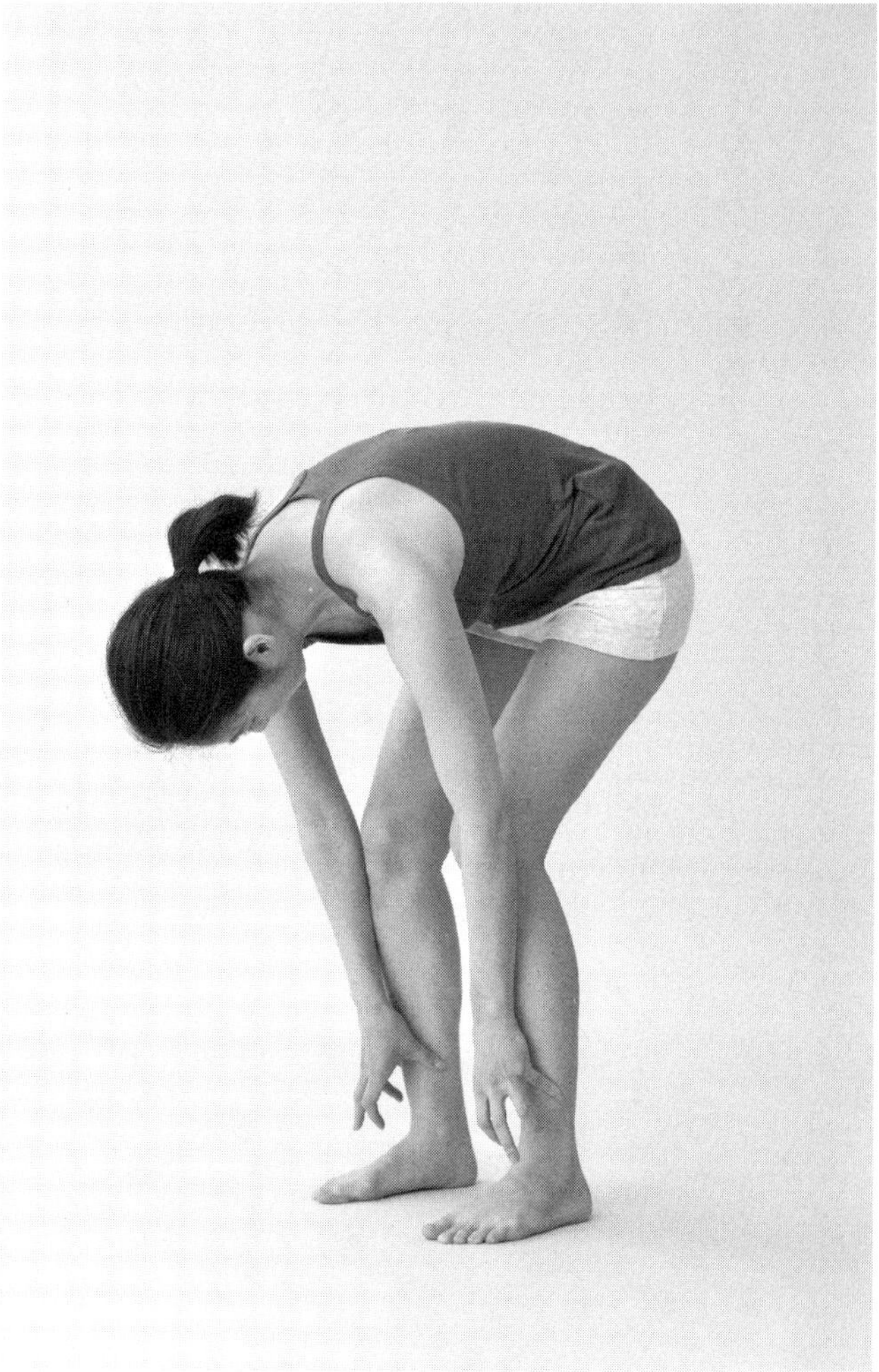

ているのが感じられるはずです。

次は比較として、腕を手のひら全体で上下になでるようにしてください。手のひらを使って、なるべくしっかりとマッサージするといいでしょう。通常、こうして丁寧にマッサージしたほうが効果があるように感じられるかもしれませんが、現実はどうでしょうか？

かえって腕が重くなり、まわすのがつらくなっているはずです。

プロのマッサージ師でも、上手な人は親指と小指をうまく使いますが、まだコツがつかめていない人は手のひら全体を使って、一生懸命にもむことばかり考えます。

そのほうが丁寧で心がこもっているようですが、実際は親指と小指の使い方のうまいマッサージ師のほうが評判はずっとよく、もみ返しもないのです。

高齢者でもラクラク実践！

お気づきかもしれませんが、「スライド式骨ストレッチ」は、こうした「親指

・小指ほぐし」をさらに進化させたものです。

先ほどの前屈バージョンの応用として、次の「片脚バージョン」も紹介しましょう。

【スライド式骨ストレッチ・片脚バージョン】

1、片脚を前に出し、同じ側の手の親指と小指で膝を、もう一方の手の親指と小指で太ももの付け根を押さえる。

2、それぞれの手を上から下へスライドさせながら、前屈を繰り返す（1セット7回が目安）。反対側の脚も同様に行う。

メソッドを行った後に立ち上がり、なでたほうの膝を上げてみてください。「大腰筋《だいようきん》ほぐし」（30ページ参照）の場合と同様、足腰がふらつかず、膝がこれまでよりも高く上がるはずです。

親指と小指で脚をなでるだけで、これだけの効果が得られるのです。

片脚バージョン

① 片脚を前に出し、同じ側の手の親指と小指で膝を、
もう一方の手の親指と小指で太ももの付け根を押さえる。
② それぞれの手を上から下へスライドさせながら、前屈を繰り返す。
※ 1セット7回が目安。反対側の脚も同様に行ってください。

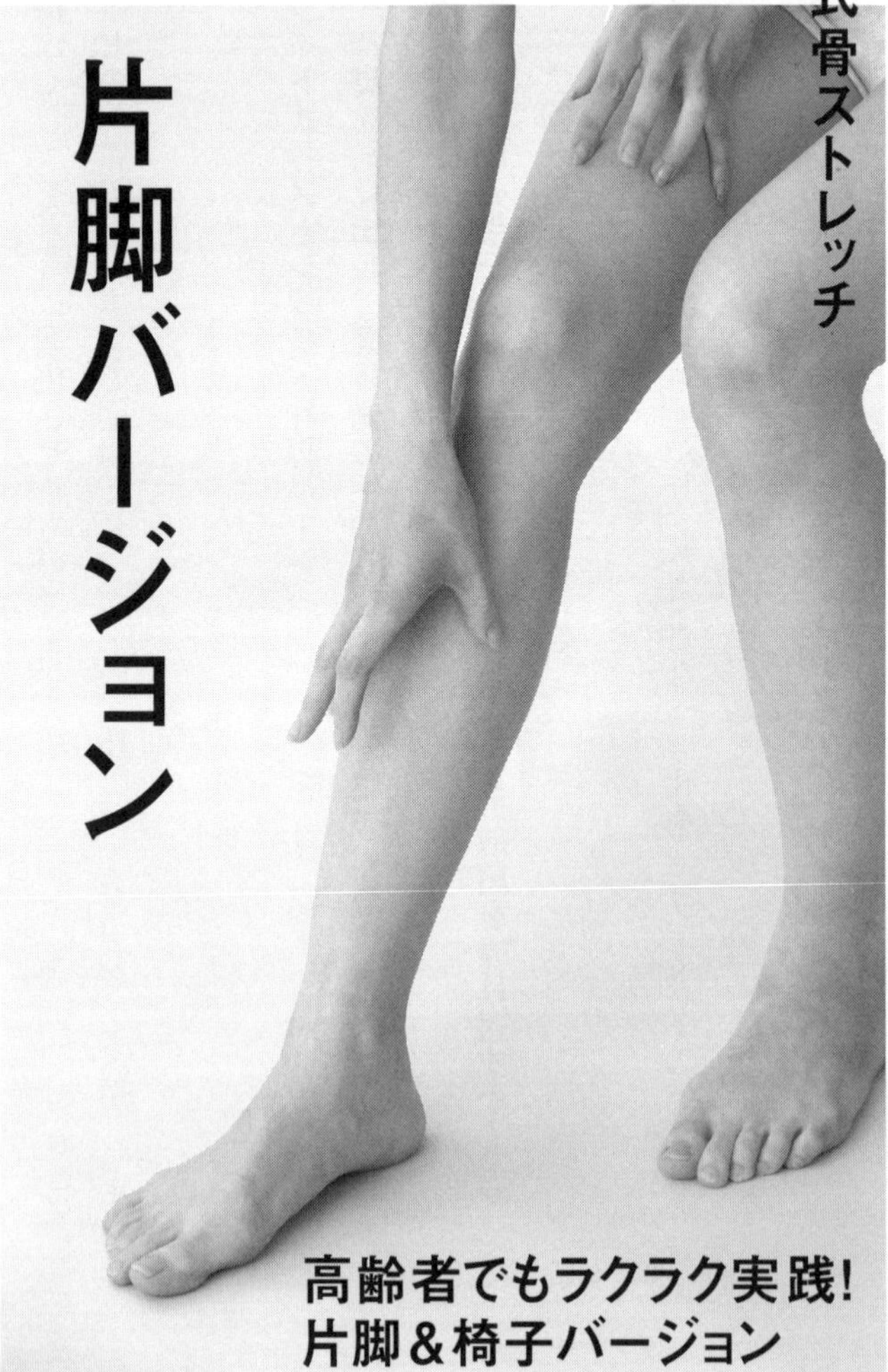

高齢者でもラクラク実践!
片脚&椅子バージョン

椅子バージョン

① 椅子に座った状態で片脚を前に出し、片脚バージョンと同じように両手の親指と小指をスライドさせていく。
※ 1セット7回が目安。反対側の脚も同様に行ってください。

☞

親指と小指でなでるだけで膝がラクに上がる!

メソッドを行った後に立ち上がり、なでたほうの膝を上げてみてください。
足腰がふらつかず、膝がこれまでよりも高く上がるはずです。

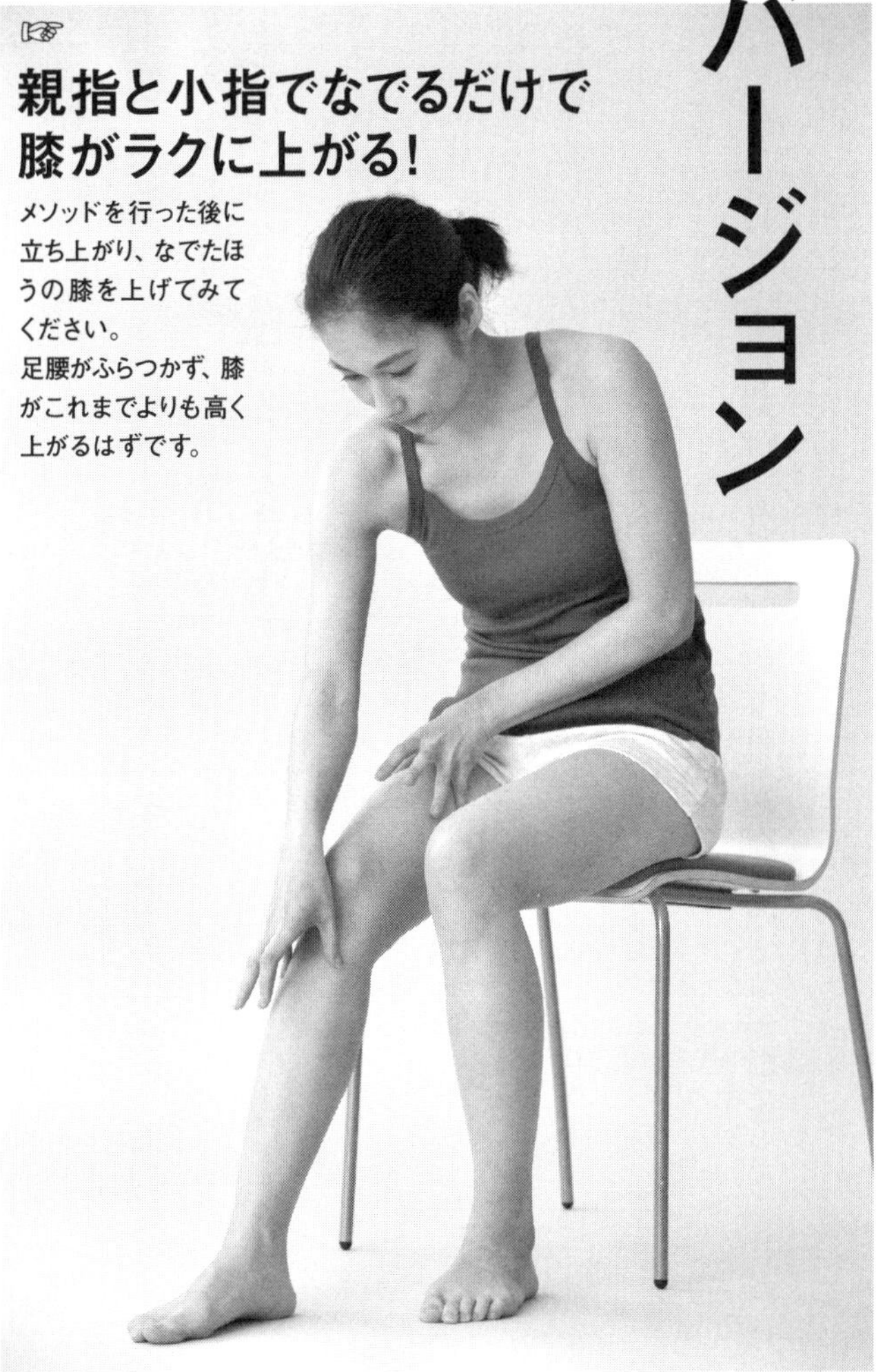

片脚を一歩前に出して行うため、こちらのほうがさらにやりやすく感じられるかもしれません。

とりわけ、足腰の不自由な高齢者などは、立ったままで繰り返し前屈するのもなかなか骨が折れます。この片脚バージョンは椅子に座った状態でもできるので、まずはこちらを実践することをおすすめします。

スライド式は体をなでるだけ

このスライド式の利点は、コツを覚えてしまえば、従来の骨ストレッチ以上に手軽にできるということです。

とりわけ高齢の方のなかには、関節の節々を押さえて体を反《そ》らしたり、手首を振ったりという動作がうまくできない人もいますが、スライド式ならば体をなでるだけで済みます。

力をほとんど使わずに体が柔軟になり、しかもわずかな時間で体が温まるため、運動不足の解消にもつながるのです。

次に、これまでの骨ストレッチのメソッドとスライド式を組み合せた、効果抜群のメソッドを紹介しましょう。

【スライド式骨ストレッチ・手首肩甲骨《けんこうこつ》バージョン】

1、片方の手の親指と小指をつないで肘《ひじ》を直角に曲げ、もう片方の親指と小指で手首のグリグリを押さえる、「手首肩甲骨ストレッチ」（16ページ参照）のポーズをつくる。

2、手首のグリグリを押さえていた親指と小指を肘から脇、腰へとスライドさせながら体を後方にひねる（1セット7回が目安）。

こちらは腕を上から下へなでていくだけ。リズミカルに繰り返していくと自然に体が後方にひねられ、従来の「手首肩甲骨ストレッチ」よりもさらに体がまわり、柔軟性が高まるでしょう。

スライド式骨ストレッチ

手首肩甲骨《けんこうこつ》バージョン

☞

なでているだけなのに
体がビックリするほど
しなやかになる!

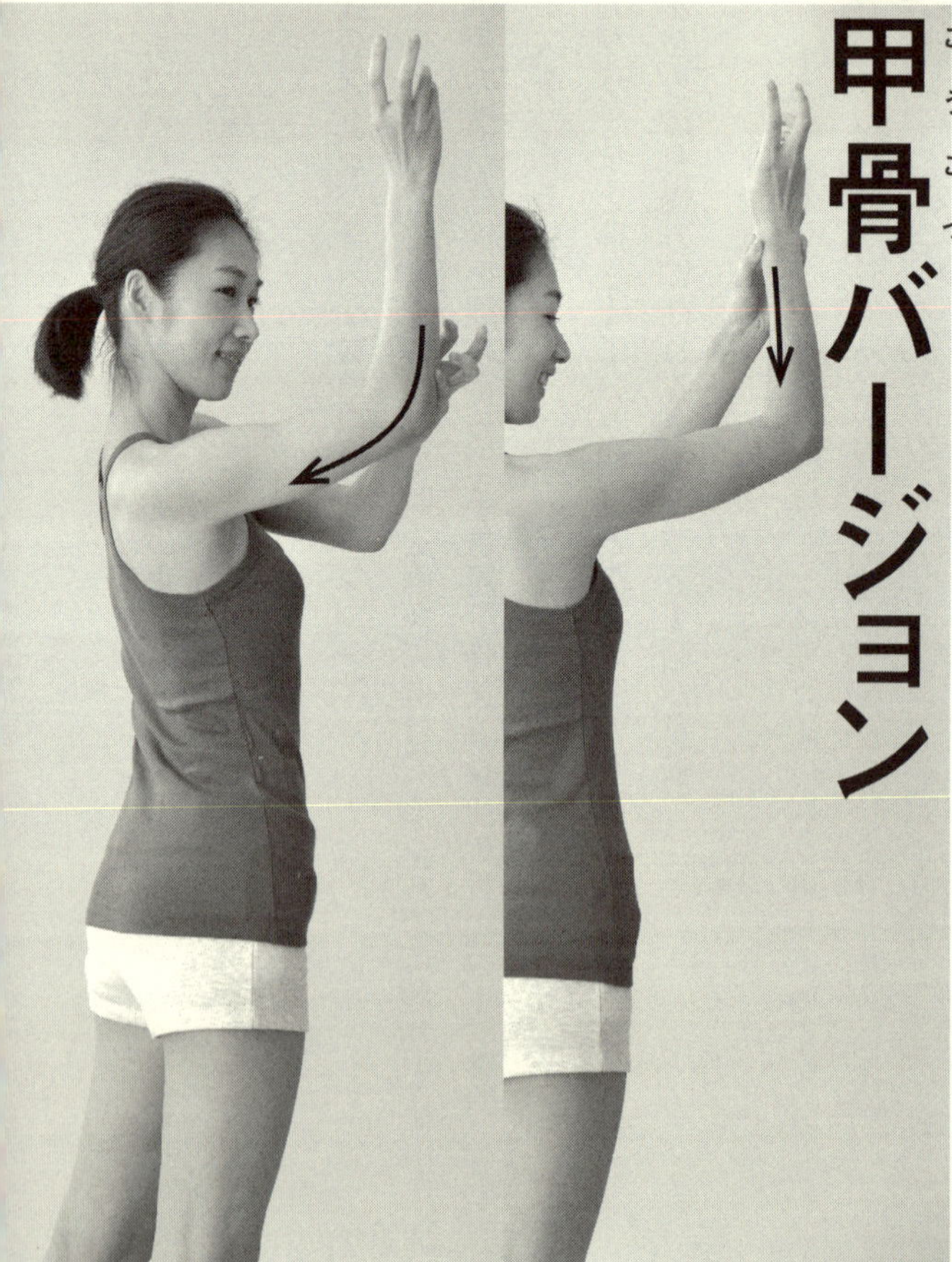

① 片方の手の親指と小指をつないで肘を直角に曲げ、もう片方の親指と小指で手首のグリグリを押さえる。（16 ページの「手首肩甲骨ストレッチ」を参照）
② 手首のグリグリを押さえていた親指と小指を肘から脇、腰へとスライドさせながら体を後方にひねる。
※ 1セット 7 回が目安。
※ リズミカルに体をひねることで、従来の「手首肩甲骨ストレッチ」よりもラクに体の柔軟性をアップできます。

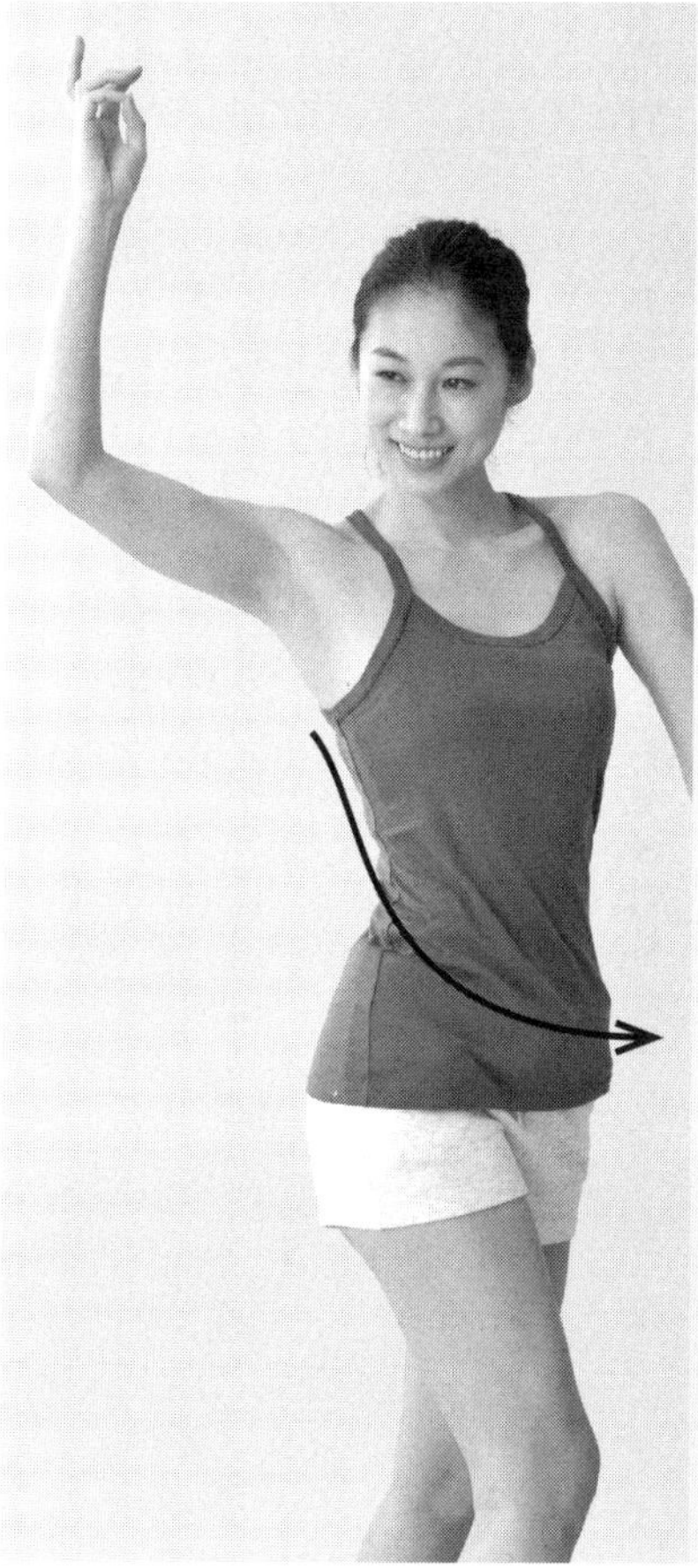

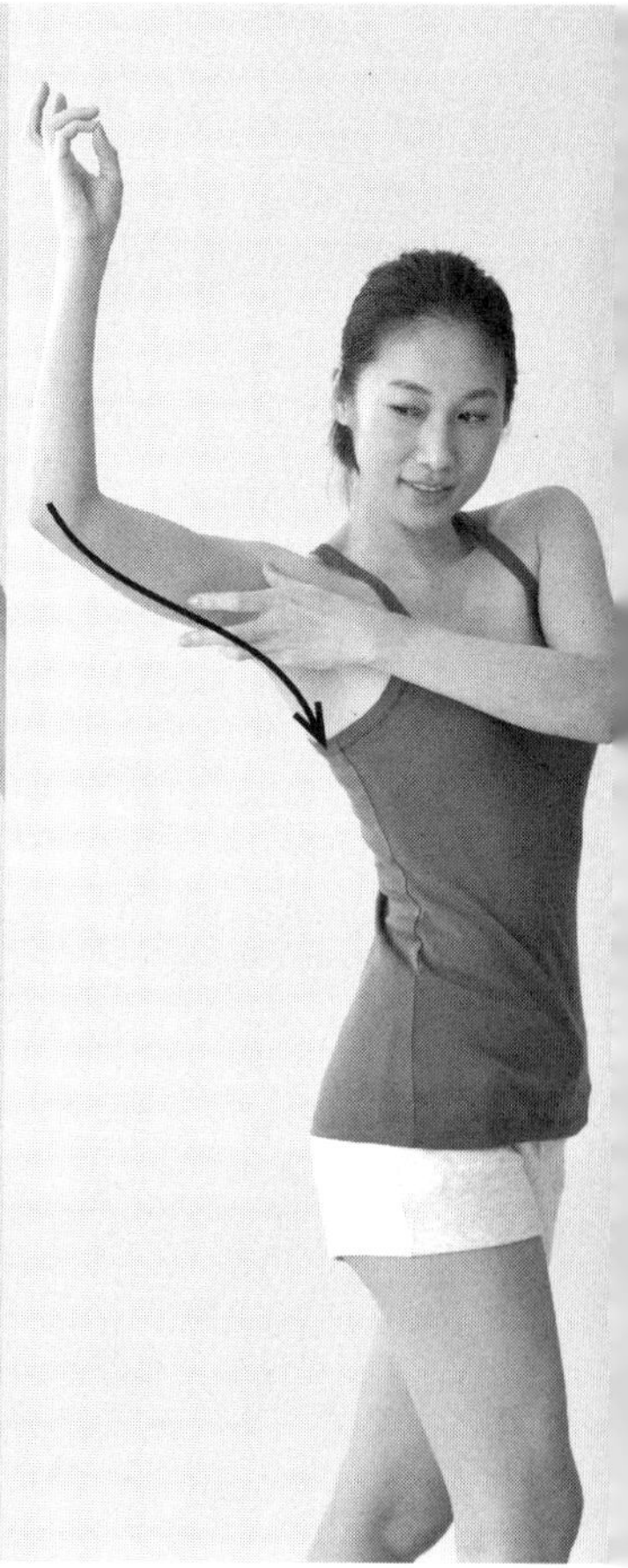

「鎖骨ひねり」がこんなに進化するなんて

たとえば、肩や首のコリがひどい人は、コリのある一帯の可動域が狭いため、後ろを振り返るのも一苦労でしょう。

人によっては、体ごと動かさないとうまく振り返れないかもしれませんが、スライド式を行うと、その場でどんどんと体が柔らかくなり、後方の景色がラクに見られるようになります。

従来の「手首肩甲骨ストレッチ」でもこうした効果は体感できますが、スライド式のほうがよりハッキリと感じられるはずです。

では、腰まわりを同じように引き締めてくれる、「鎖骨ひねり」（12ページ参照）はどうでしょうか。

「鎖骨ひねり」をスライド式で行う場合、動作はさらにシンプルになります（144ページ参照）。

【スライド式骨ストレッチ・鎖骨ひねりバージョン】

1、立った状態で片方の手の親指と小指をつなぎ、腰の後ろにつける。

2、もう片方の手の親指と小指で後ろにつけた手の側の鎖骨の付け根を押さえる。

3、顔は正面を向けたまま、鎖骨をスライドさせるように親指と小指を動かし、体を後方にひねっていく（1セット7回が目安）。反対側も同様に行う。

片方の手を腰の後ろにつける動作が加わりますが、実際には鎖骨をリズミカルにただ、さするだけ。

繰り返していくと自然に体がひねられますから、「鎖骨ひねり」の効果がよりラクに、より深く実感できるでしょう。

鎖骨ひねりバージョン

スライド式骨ストレッチ

① 立った状態で片方の手の親指と小指をつなぎ、腰の後ろにつける。
② もう片方の手の親指と小指で後ろにつけた手の側の鎖骨の付け根を押さえる。

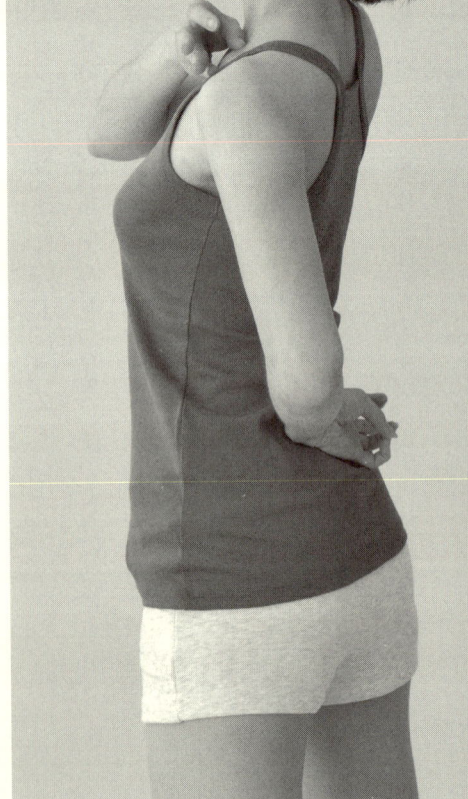

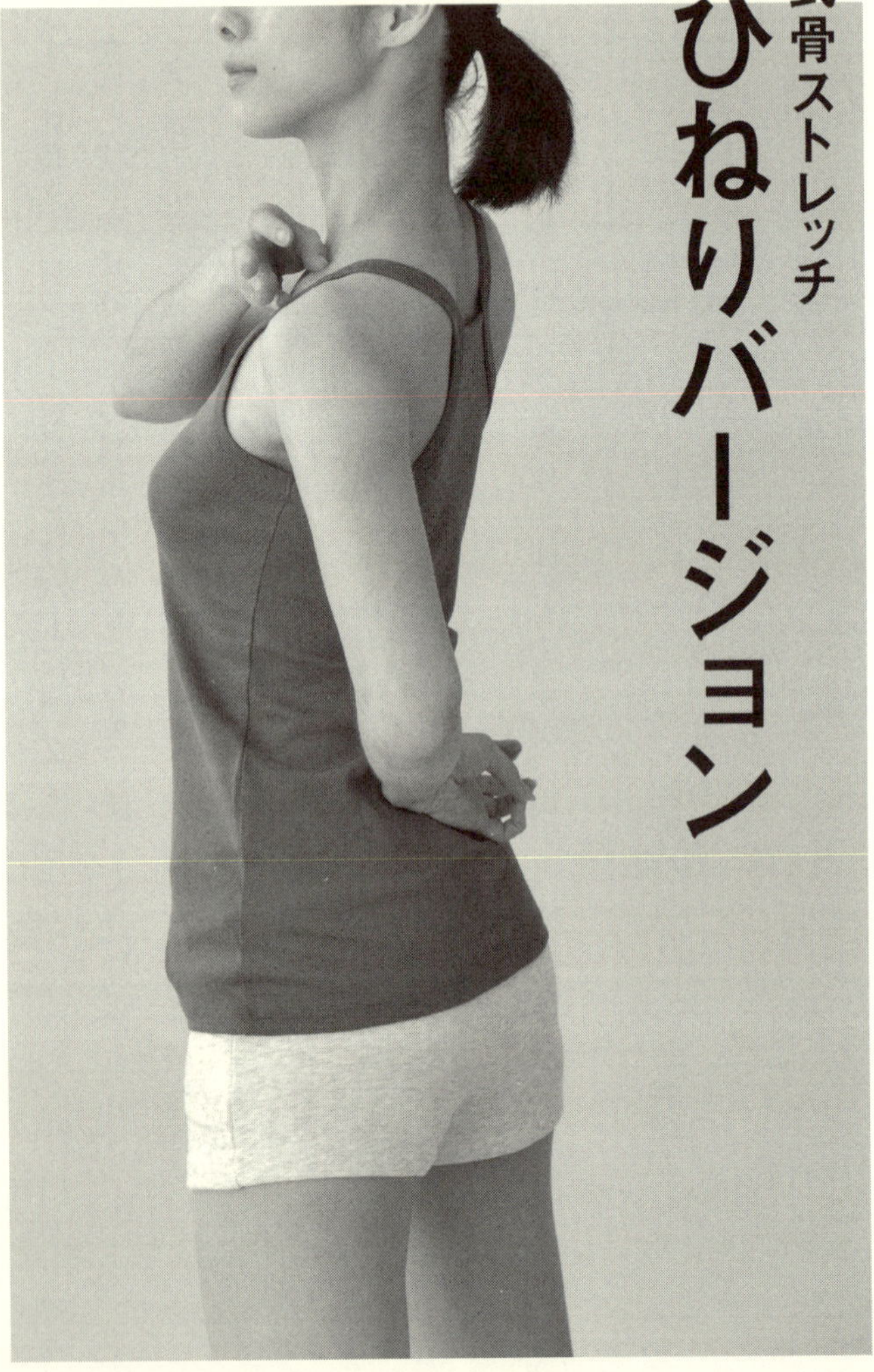

③ 顔は正面を向けたまま、鎖骨をスライドさせるように親指と小指を動かし、体を後方にひねっていく。
※ 1セット7回が目安。反対側も同様に行ってください。
※ リズミカルに体をひねることで、「鎖骨ひねり」(12ページ参照)の効果がよりラクに、より深く実感できます。

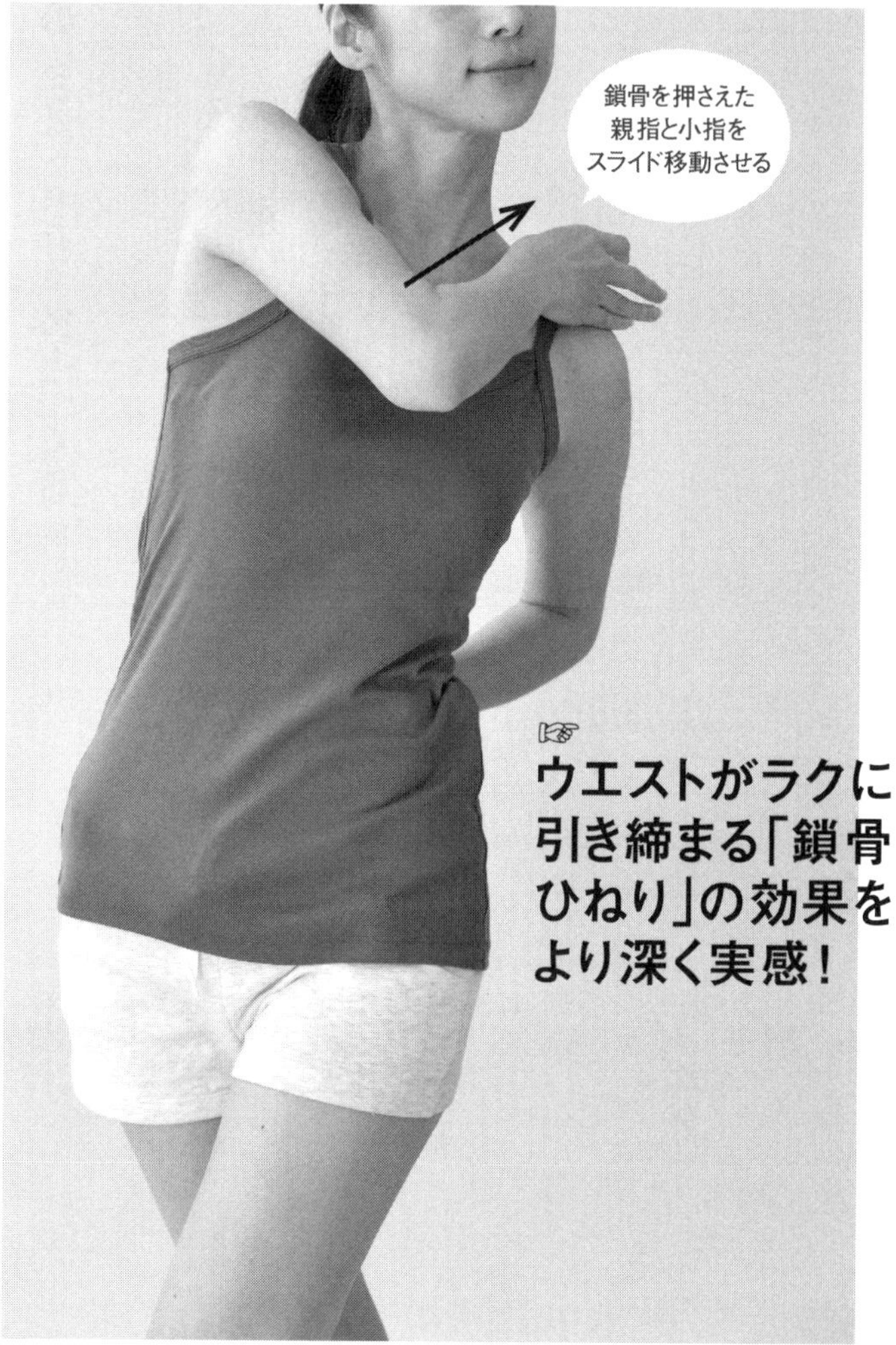
鎖骨を押さえた
親指と小指を
スライド移動させる
ウエストがラクに
引き締まる「鎖骨
ひねり」の効果を
より深く実感!

水のように流れる体をつくる

従来の骨ストレッチの場合、骨を押さえることで体の動きを制御し、刺激が体の末端から中心（体幹）へと伝わるように工夫していますが、スライド式ではこうした制御も必要ありません。

代わりに重要になってくるのは、体をさすることで生まれるリズミカルで、流れるような動きです。

私は、「スライド式骨ストレッチ」の滑らかな動きを見ていると、あの香港のアクションスター、ブルース・リーが遺《のこ》した次の言葉が重なります。

「心を空っぽにして、どんな形態も形も捨てて水のようになるんだ。

水をコップに注げば水はコップとなるし、水をティーポットに注げば水はティーポットになる。

水は流れることも出来るし、激しく打つことも出来る。

だから、友よ、水のようになるよう心掛けることだ。」

水のようになる……これは武術の極意だと思いますが、そこには体の骨組みが深く関わっています。

第3章で述べたように、骨組みで体がしっかり支えられていなければ、水のようにゆるむことなどできないからです。

たとえば、「滑らか」という漢字をご覧になってください。

氵（さんずい）に骨と書きますね？　水のように自在に動くには骨が大切であることを、昔の人は知っていたのではないでしょうか。「スライド式」を実践していくことで、その意味がより深く体感できるはずです。

私たちの体の五〇パーセント以上は、水でできているといわれています。

実際、血液やリンパ液が体じゅうを循環しているから、私たちはこうして元気に生きていられるのです。

この循環がうまくいかなくなれば、私たちは健康を損ない、元気に過ごすことができなくなります。そもそも、健康に生きるとは、体のなかの水がスムーズに循環しているからこそ可能なことなのです。

体を固めて、頑丈にすることで強くなろうという発想には、こうした体の流動性とはどこかかけ離れたものを感じます。

これまで見てきたように、体を固めてしまえば、本来備わっている滑らかな動きは奪われかねないからです。

前章で掲げたテーマを突き詰めていくと、最後はブルース・リーが語った「水のように流れる」生き方が見えてくるのかもしれません。

一流アスリートは「骨」を使っている

動きの滑らかさと言えば、一流アスリートのプレーは、美しく、ぎこちなさというものが感じられません。

たとえば、四〇代になってもメジャーリーグで活躍するイチロー選手は、いまも滑らかな動きをキープし、ファンを魅了しています。

彼のしなやかさは、ウェイトトレーニングでパワーアップするだけで得られたものではないでしょう。むしろ、そうやって体を固めて大きくしていたとしたら、あの体の動きの滑らかさは失われていたかもしれません。

サッカーの世界では、日本人と体格の変わらないメッシやネイマールのような選手が活躍を続けています。

彼らのような滑らかな動きを手に入れるには、筋肉よりも骨を意識し、「心地よく動ける体」をつくるしかありません。

そのためには体が喜んでいるかどうかをつねに察知し、体が望んでいる方向に動かすことが一番です。いま自分が行っているトレーニングで、本当に動ける体が手に入れられるのか、問い直してみるべきでしょう。

この点は、アスリートではない一般の人も同様です。

体の痛みやコリをほぐし、もっと滑らかに、文字通り、水のように動けるようになりたいと思いませんか？　それが少しでも実現できたら、もっと自由に、楽しく人生が送れるはずです。

スポーツのパフォーマンスをアップするには

私はトレーナーとして指導を長年続けてきたこともあり、もっとスポーツのパフォーマンスをアップさせたいという相談をよく受けます。

そのなかにはプロのアスリートもいますし、趣味や体力づくりの一環で好きなスポーツを続けている人もいますが、アドバイスの内容は基本的に同じです。

骨ストレッチで関節の可動域を広げ、「ほぐしメソッド」で体のサビをとり、あとは「ダブルTの立ち方」をベースにしながら、体の重さや骨組みを意識した動き方のコツを伝えていく……。

こうした基本を身につけることを前提に、それぞれの競技で強化したいポイントを探っていきます。

たとえば、テニス選手の場合、ラケットを腕だけでなく体全体を使ってダイナミックに振り下ろす柔軟性が求められます。

そうなると、「手首肩甲骨ストレッチ」（16ページ参照）、「鎖骨ひねり」（12ページ参照）、「マグロの中落ち」（26ページ参照）などで、まずは体幹を柔軟にし、肩まわりの可動域を広げることが必要でしょう。

こうした体幹の柔軟性は、水泳や野球のピッチングなどにも欠かせません。腕の力だけに頼って水をかいたり、ボールを投げたりするとうまくパワーを出しきれず、ケガの原因にもなりかねません。

メジャーリーグで活躍する日本人投手に肘のケガが多いのも、筋力に頼り、体幹の柔軟性がおろそかになっているからでしょう。

筋力アップを図るよりも、一番の動力源である体幹をフル活用できる〝しなやかさ〟を身につけることこそ何よりも求められるのです。

骨ストレッチでゴルフの飛距離を伸ばす！

サッカーのように脚を使った競技の場合、踏ん張ってブレーキをかけず、体の重さを使って走る感覚をつかむべきでしょう。

ここでも体幹を柔軟にする前述のメソッドを実践しつつ、「ダブルTの立ち方」（18ページ参照）を身につけ、「中指ウォーキング」（69ページ参照）から徐々にランニングのコツをつかんでいくべきです。

もちろん、こうした走り方は陸上競技全般にも求められます。近年、体幹に注目が集まるようになってきましたが、通常の体幹トレーニングは体幹を固めてしまうケースがほとんどです。

この本で繰り返してきたように、体幹は「固めるよりもゆるめることが大事」なのです。従来のスポーツの発想とはまったく逆と言っていいかもしれませんが、この「ゆるめる」ことの意味がわかってくれば、トレーニングの仕方そのものが大きく変わってくるでしょう。

ランニングと並んで愛好者が多いゴルフについても、まずはスイングの際に地面に踏ん張らないこと、そして体幹の柔軟性を活かしたダイナミックな体の使い方が必要になってきます。

逆に言えば、地面に踏ん張って力任せでスイングしているかぎり、体に無用な負荷がかかり、ケガの温床になりかねません。

ここでも大切なのは立ち方です。「ダブルTの立ち方」でスイングするコツをつかみつつ、クラブを使った次の「手首シャフト体側《たいそく》伸ばし」で体幹の柔軟性を高めていくようにしてください。

【手首シャフト体側伸ばし】

1、クラブを肩に担《かつ》ぎ、両手の親指と小指で輪をつくる。

2、片脚のつま先を九〇度内側に向け、そのまま体を左右にゆっくりと倒す。

上半身が前屈みにならないように注意し、脇腹が十分に伸びるよう繰り返し体を倒してください。つま先の角度は四五度くらいから始めても構いません。

プレー前のウォーミングアップにも最適です。

手首シャフト体側伸ばし

① クラブを肩に担ぎ、両手の親指と小指で輪をつくる。
② 片脚のつま先を90度内側に向け、そのまま体をゆっくりと倒す。逆も同じやり方で倒す。つま先の角度は45度くらいから始めても構いません。

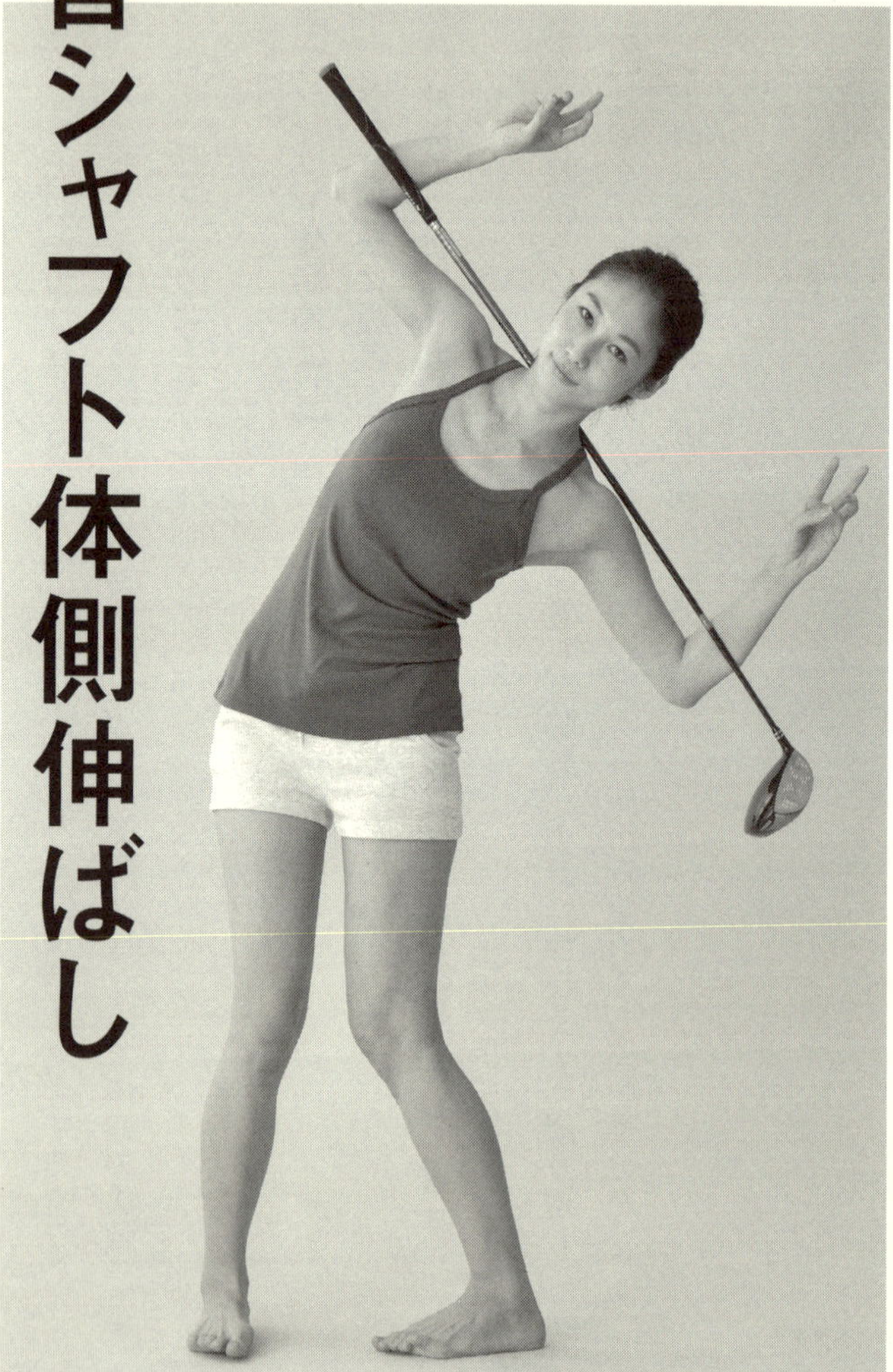

関節痛に効くメソッド

この章の最後に、関節痛に悩まされ、「なるべく早く痛みをとりたい！」という人のための効果的なメソッドを紹介しましょう。

肩こり、首こり、腰痛、膝痛……どれも骨ストレッチで関節の可動域を広げることが一番の対処法ですが、症状がひどい場合には効果がさらにアップする応用のメソッドも用意しています。

まず、肩こりの場合、通常の「手首肩甲骨ストレッチ」を行った後に、押さえられた側の手の向きを変えて行う「四方向バージョン」を行うと効果がさらにアップするでしょう（158ページ参照）。

【手首肩甲骨ストレッチ・四方向バージョン】

1、「手首肩甲骨ストレッチ」のポーズをつくり、通常のやり方でそのまま後方に体をひねる。

2、押さえられた側の手のひらを内側に向け、同じように「手首肩甲骨ストレッチ」のポーズで後方に体をひねる。
3、同じく手のひらを後ろに向け、体を後方にひねる。
4、さらに手のひらを外側に向け、体を後方にひねる。

通常の「手首肩甲骨ストレッチ」では、親指と小指で輪をつくった側の手のひらを前側に向け、もう片方の親指と小指で手首のグリグリを押さえた状態で後方に引いていきます。

前方↓内側↓後方↓外側と手のひらの向きを変えていくことで、手首のグリグリは押さえにくくなりますが、その分、肩甲骨に様々な刺激を与えることができ、より体がほぐれやすくなるのです。

コリがひどい場合、要領をつかんだら、同じやり方で「手首背伸び」(23ページ参照)を実践するのもいいでしょう。

肩こりが和らいでいくと、首のコリも改善され、頭痛にも効果があります。

頑固な「腰痛」に効果抜群！

腰痛に悩まされ、思うような身のこなしができないという人には、次の「手首腰伸ばし」をおすすめします（25ページ参照）。

【手首腰伸ばし】

1、椅子に座って両脚を伸ばし、軽く膝を曲げ、腕を前方に伸ばして骨ストレッチの「基本ポーズ」をつくる。

2、押さえている側の手で前方へ引っ張るようなイメージで腰を伸ばす。

一セット七回を目安に、ゆっくり行うようにしてください。

基本ポーズをつくるだけで上半身がスーッと伸びていくので、こわばった腰の一帯が効果的にほぐれていきます。

症状がひどい人は、こまめに実践しつつ、時々パートナーに腕を引いてもら

手首肩甲骨ストレッチ・
四方向バージョン

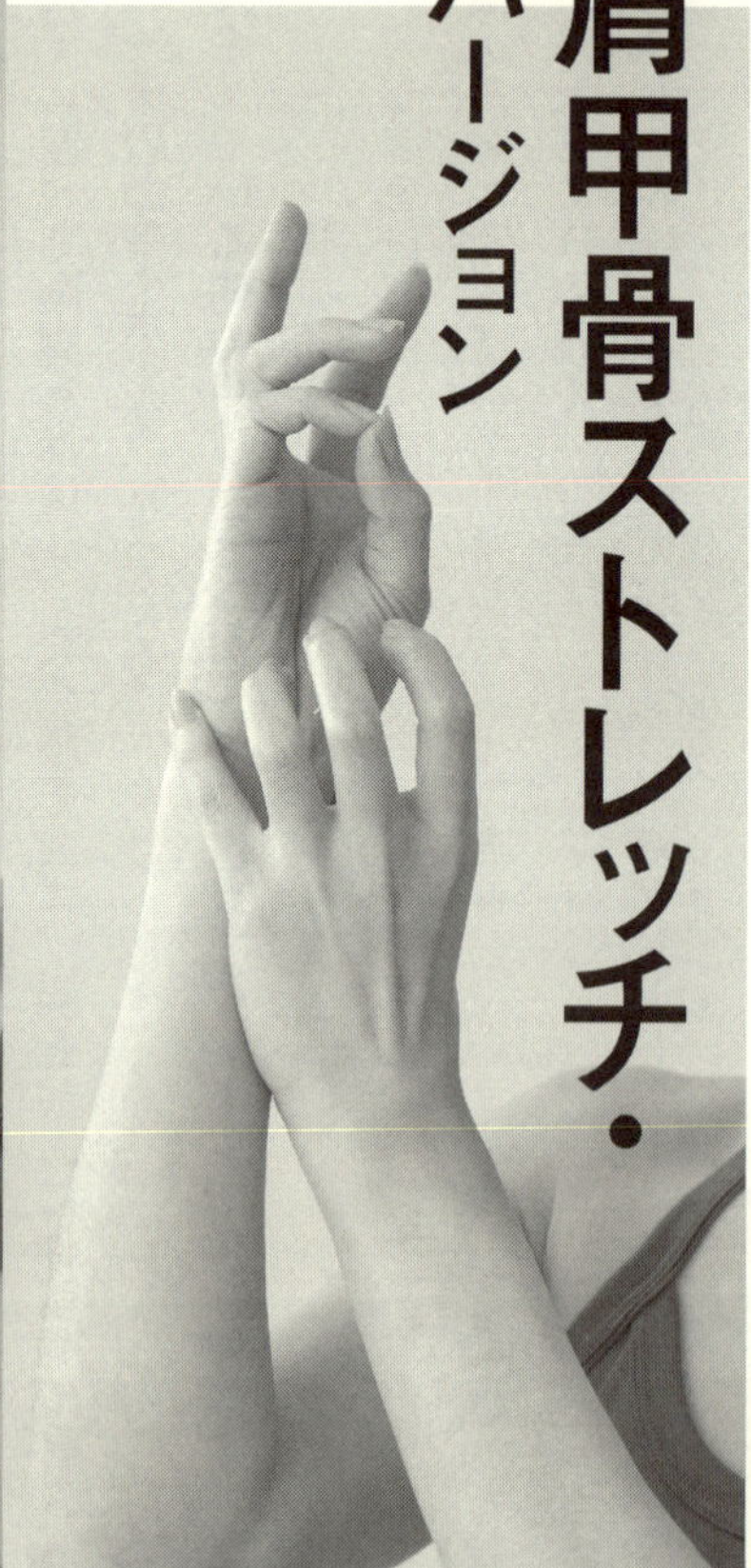

①「手首肩甲骨ストレッチ」のポーズをつくり、通常のやり方でそのまま後方に体をひねる。

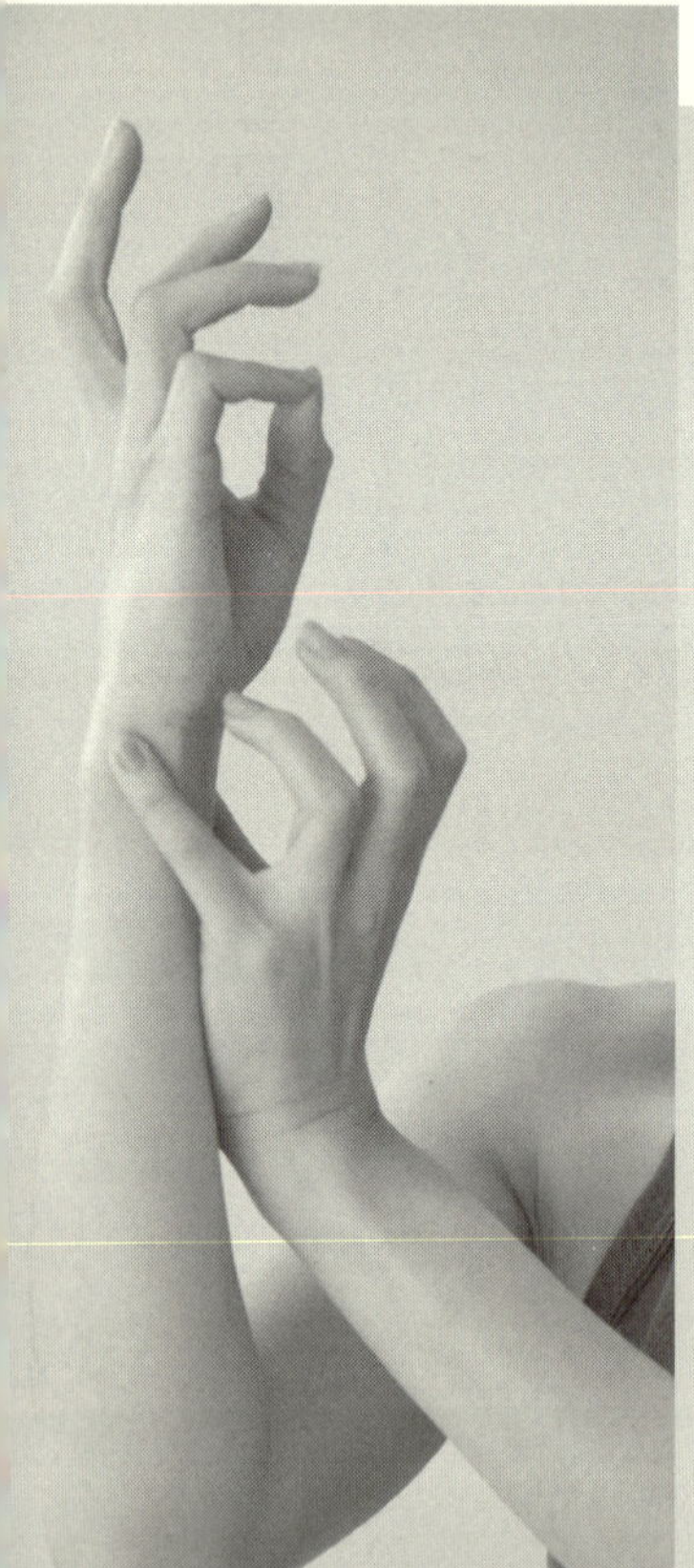

② 押さえられた側の手のひらを内側に向け、同じように「手首肩甲骨ストレッチ」のポーズで後方に体をひねる。

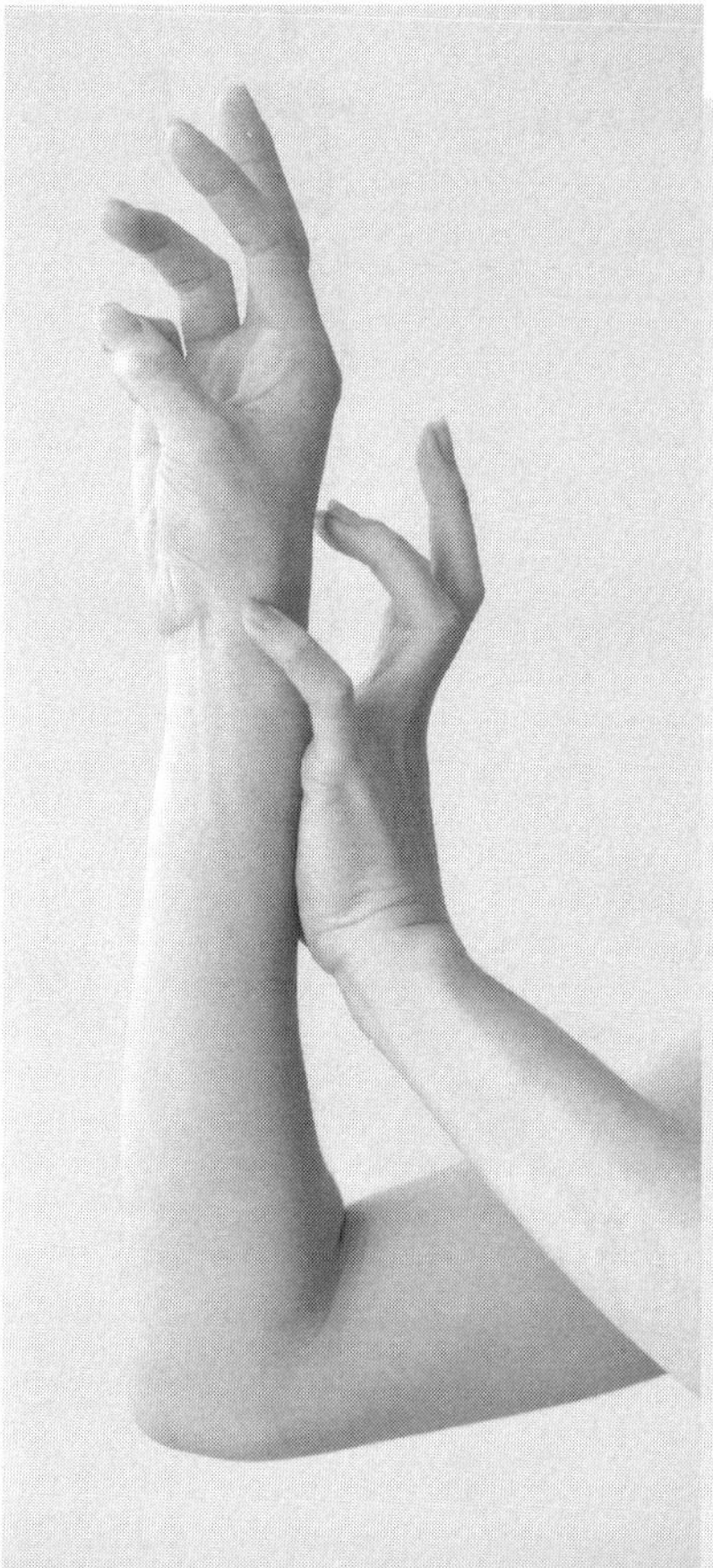

④ さらに手のひらを外側に向け、
体を後方にひねる。

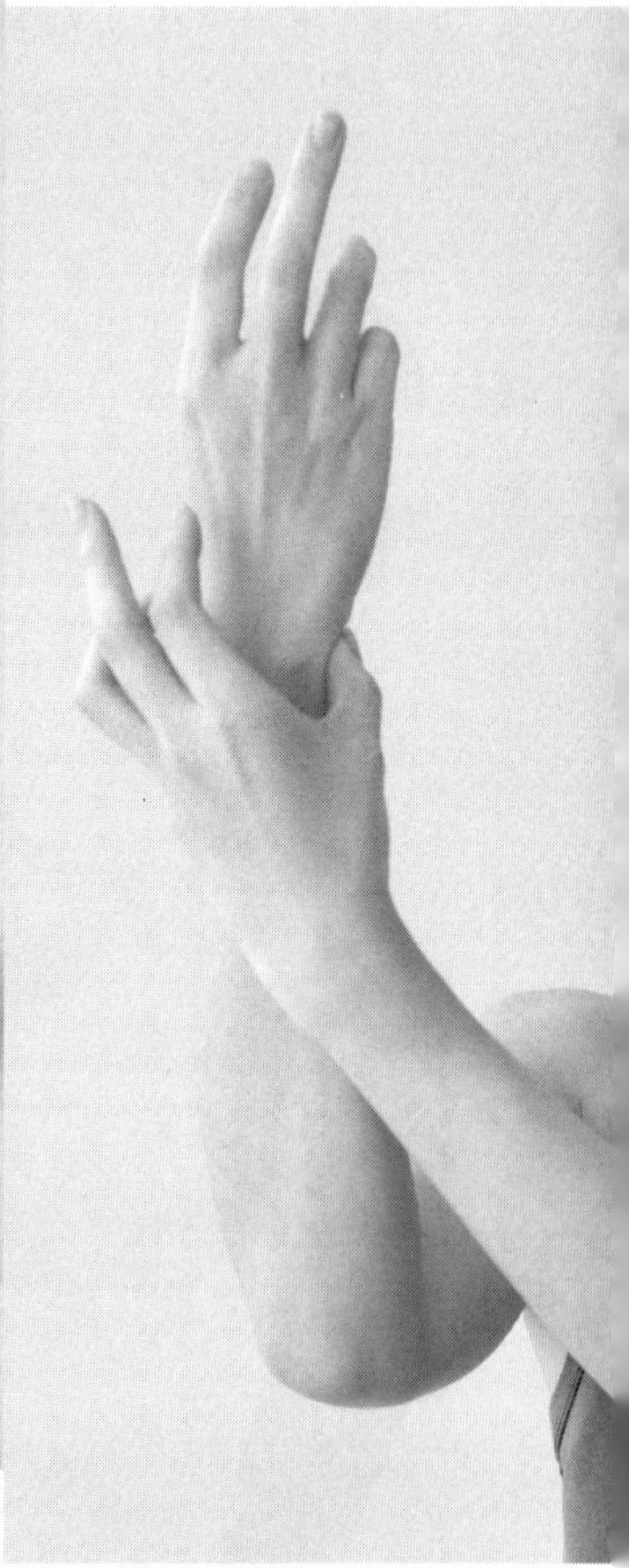

③ 同じく手のひらを後ろに向け、
体を後方にひねる。

パートナーと行う
手首腰伸ばし

腰の痛みがひどい時は、パートナーに腕を引いてもらいながら「手首腰伸ばし」を行うのもおすすめ。その際にパートナーは、相手の肘か手首を持って引いてあげてください。

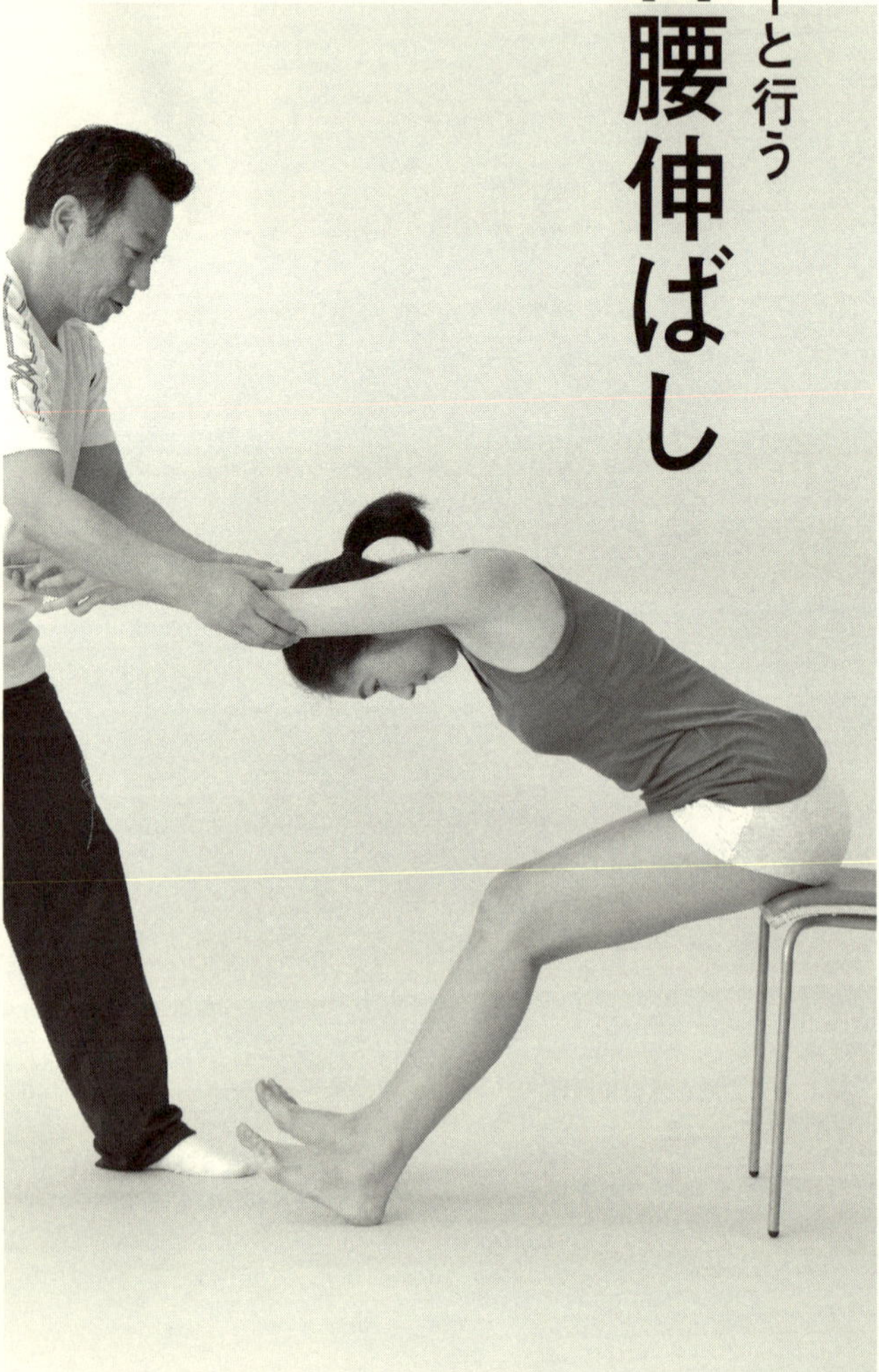

うようにすると効果がさらにアップするでしょう。また、先ほどと同じ要領で、「四方向バージョン」にトライするのもおすすめです。

痛みが強い場合、無理は禁物ですが、様子を見ながらゆっくり行っていくと、こわばっていた腰の一帯が徐々にほぐれていきます。

私たちの体は、どの部位もバラバラに存在しているわけではなく、すべてが有機的につながり、様々な動作を生み出しているのです。

鎖骨や肩甲骨がほぐれていくと、その影響は背骨を伝って骨盤や下半身の骨にも伝わっていきます。

痛い場所ばかりに意識を向けるのではなく、骨ストレッチで体全体が一体となってほぐれていくことを体感してください。

太ももをほぐして「膝痛」を改善

しつこい膝痛の改善には、「親指・小指スクワット」をおすすめします。

膝から太ももにかけての一帯を押さえることで、屈伸運動がそのまま膝のケアにつながります。

【親指・小指スクワット】

1、椅子に座り、親指で両膝の皿の上部を、小指で膝の外側を押さえる。

2、そのままゆっくり半立ちになり、腰を下ろす。

3、親指と小指で押さえる位置を太ももの中ほどから脚の付け根へと徐々に上げていき、そのつどスクワットを繰り返す。

このほかにも、膝のグリグリを親指と小指で押さえ、そのままブラブラまわすだけでも膝の痛みは軽減しやすくなります。

一般的には、年をとると足腰が弱くなり、腰や膝が思うように動きにくくなると考えられていますが、そこにはそれまでの生活習慣が深く関わっています。仕方がないと諦めず、骨ストレッチで体の柔軟性を回復させていけば、足腰の衰えも改善されていくでしょう。

親指・小指スクワット

① 椅子に座り、親指で両膝の皿の上部を、小指で膝の外側を押さえる。
② そのままゆっくり半立ちになり、腰を下ろす。
③ 親指と小指で押さえる位置を太ももの中ほどから脚の付け根へと徐々に上げていき、そのつどスクワットを繰り返す。

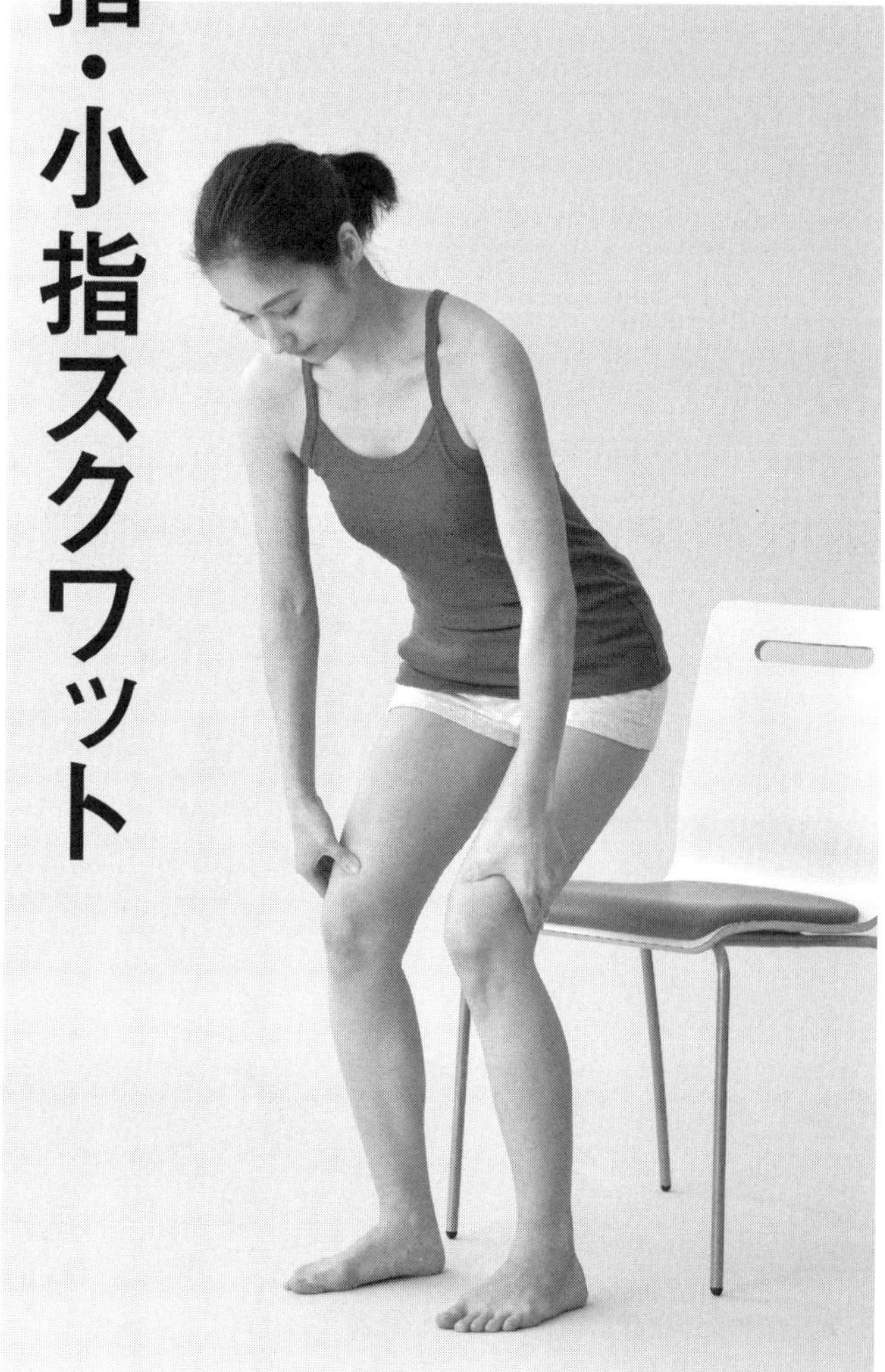

第5章

体も心も「ゆるめる力」

骨ストレッチ流・メンタルの整え方

体がほぐれれば、心もほぐれる

これまで骨ストレッチの様々なメソッドを紹介してきましたが、こうしたメソッドによってほぐれていくのは体だけではありません。

骨ストレッチ体験者の多くが実感していることですが、体がほぐれていくと心も一緒にほぐれていきます。心というと難しく感じるかもしれませんが、「心と体はつながっている」と考えてみると、メンタルを整えることがもっと容易になってくると思うのです。

たとえば、日常でストレスのかかっている状態を思い浮かべてみてください。胃のあたりがキリキリ痛んだり、下痢や便秘になったり、体にも様々な反応が現れるでしょう。

くよくよ悩んでばかりいたら、肌つやも悪くなり、食欲も落ち、自然と姿勢も悪くなります。しかも、そうした状態が続くと、体調を崩しかねません。

こうした体と心のつながりを、多くの人が経験しているはずです。だとしたら、スポーツなどで盛んに取り入れられているメンタルトレーニングについても、また違った視点が必要でしょう。

つかみどころのない心をコントロールすることに腐心するより、まずは体に目を向け、心地よさを取り戻していってはどうでしょうか。

骨ストレッチをこまめに行い、心地よく動ける体が手に入れば、心も自然とほぐれ、気持ちが前向きになっていきます。

逆に、体の調子が悪いままでは、いくらメンタルを安定させようとしてもなかなかうまくはいきません。それだけでイライラして、気持ちがネガティブになりますから、その分、集中力も削《そ》がれてしまうでしょう。

メントレよりも大事なこととは？

一例として、プロゴルファー志望の一〇代の女の子が、私の指導を受けにきた時のエピソードを紹介しましょう。

彼女は「もっとメンタルを強化させたい」という思いで相談にきたのですが、会った瞬間に感じたのは、「こんなに体が固まっていたら、メンタルが落ちてしまうのも無理はない」ということでした。

そんな状態の人に、「心を強くする方法」をいかに教えたところで、形ばかりのものになってしまいます。それよりもまず「心地よく動ける体」を手に入れるべきなのです。

案の定、彼女に骨ストレッチのメソッドを教えて、体の硬化している部分をほぐしていくと、体が自由に動き出し、みるみるうちに表情が明るくなっていきました。〝メンタルの強化〟などどこ吹く風、「骨の使い方をおぼえ、もっと飛距離を伸ばしたい」と意欲が湧いてくるようになりました。

体が変わることで、自然と心の悩みも解消されてしまったのです。

励ましや暗示だけでは変われない

とはいえ、メンタルトレーニングがすべて無意味だと言っているわけではありません。

人の心はとてもデリケートですから、ほんのわずかなきっかけで調子が狂い、思うような動きができなくなります。

そうした不調はメントレ（励ましや自己暗示、ポジティブ発想など）でもケアできるかもしれませんが、そこには、必ず体の不調も関係しているはずなのです。

体のバランスが崩れれば、心のバランスも崩れていきます。それを気持ちだけで変えるというのは至難の業。メントレではどうにもならないと感じた時は、まずは体全体のつながりを取り戻すことから始めてください。

老若男女問わず、自由に動ける喜びに勝るものはありません。

あまり難しく考えず、「体が元気に動くこと」が物事がうまく運んでいくためのバロメーターだと捉えるのです。

思うようなプレーができない　↓　疲れやストレスが体にたまる　↓　改善できずにイライラする　↓　さらにうまくいかなくなる

これは、私たち一人一人の日常にもそのまま当てはまるはずです。まずこうした負のスパイラルから脱け出していきませんか。

これまでお伝えしてきた骨ストレッチのメソッドを実践することで、それは十分に可能なはずです。体が心地よさを取り戻せば、心も自然と癒《いや》され、元気になっていくことでしょう。

人前でも緊張しなくなる「丹田《たんでん》おろし」

体が変われば心も変わる——こうしたつながりが見えてきたと思いますが、

心と体の元気を取り戻していく一方で、日常のなかですぐに対処しなければならないこともあるはずです。

ここでは、そんな時に緊張をゆるめるメソッドを一つご紹介します。

たとえば、大事な会議など、ここ一番の場面で緊張したり、思うようにいかない経験をしたことがある人も多いでしょう。

会議で緊張してしまうのは、頭でごちゃごちゃと余計なことを考えすぎて、体がこわばってしまうから。

こうした体のこわばりをほぐし、リラックスして本番に臨めるようになるカギは、ズバリ、「丹田」にあります。

丹田とは体の中心（ちょうどお臍《へそ》のすぐ下あたり）に位置し、東洋医学では生命力が宿る場所として知られてきました。

この丹田の一帯（下腹部）に力が入ると、自然と重心が下がります。その結果、気持ちが落ち着き気力も充実しますが、あがり性の人はこれがうまくできません。

頭の中で「どうしよう、どうしよう」という思いばかりが渦巻いて、とても丹田を意識することなどできない。そこでおすすめしたいのが、「ラクラク丹田おろし」です。

【ラクラク丹田おろし】

1、頭のなかに五キロのおもりがあるとイメージする。

2、両手を側頭部まで上げ、その手と一緒に頭のなかのおもりをのど元まで下げるイメージをする。

おもりがのど元まで下がると、押し出されるようにして内臓が下腹部まで落ち、自然と重心が安定しはじめます。

お腹のあたりにどっしりとした重みが感じられるようになったら、それを意識するようにしてください。

この場所まで重心が下がることで、上ずっていた気持ちが静まり、初めて落

ラクラク丹田おろし

① 頭のなかに5キロのおもりがあるとイメージする。
② 両手を側頭部まで上げ、その手と一緒に頭のなかのおもりをのど元まで下げるイメージをする。

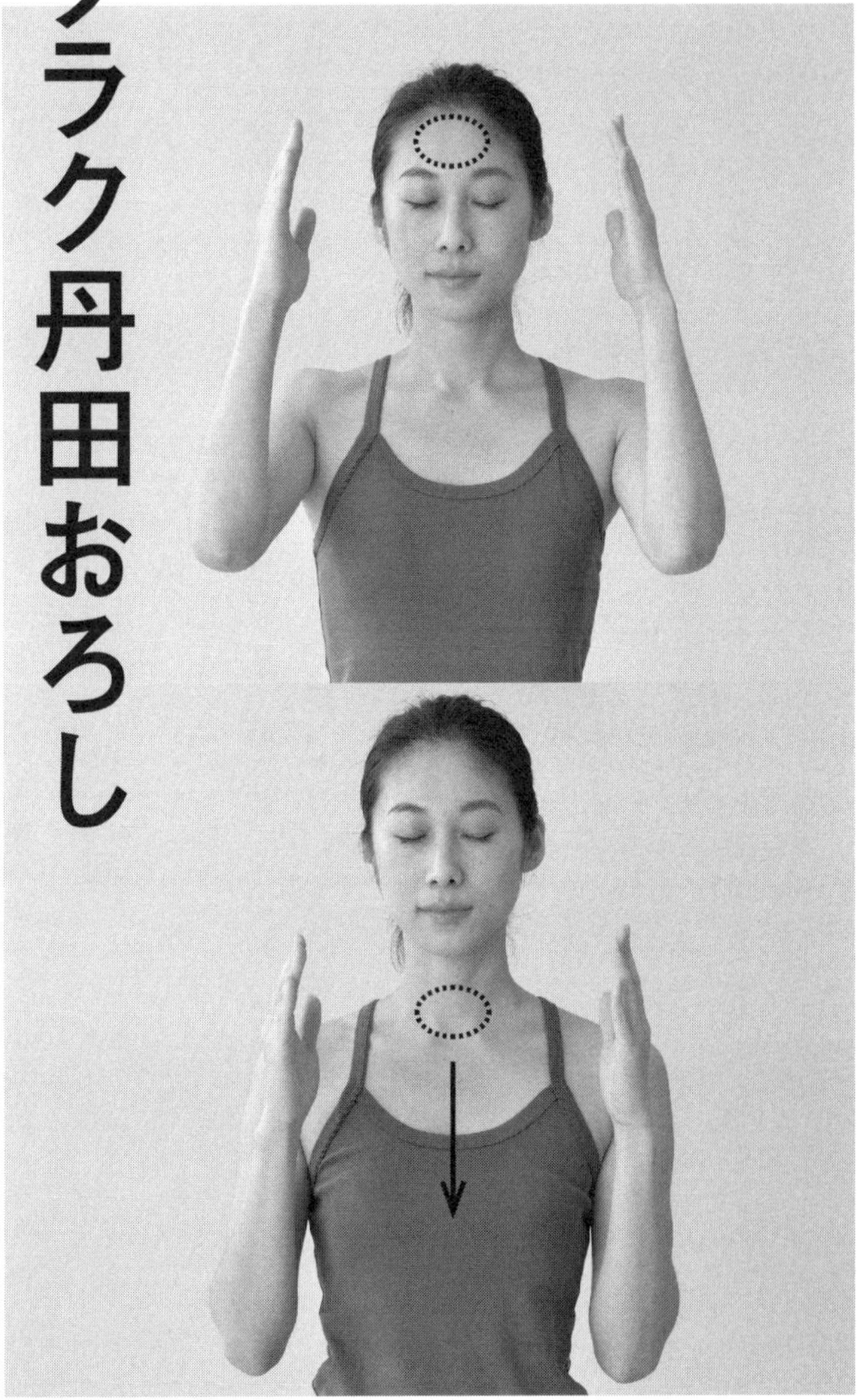

ち着くことができるのです。その状態で、ゆっくり呼吸を繰り返してから、本番に臨むといいでしょう。

スランプから脱け出す歩き方とは?

「ラクラク丹田おろし」は、ここ一番の場面で落ち着くための〝特効薬〟として活用できますが、日常、頭がモヤモヤしてすっきりしない時は、まず歩くことを心がけるといいでしょう。

歩くためには足腰を使う必要がありますから、それだけで自然と重心が下がり、頭の中を空っぽにしやすくなります。

こうして頭を空っぽにしておくと、気持ちが軽くなり、いいアイデアがどんどんと湧いてくるものです。

また、歩けば体温も上がり、代謝もうながされますから、それだけでも気持ちが前向きになります。悩み事は抱え込まず、体を動かしデトックスしてしまいましょう。

もちろん、ここでも大事になってくるのは歩き方です。

この本で紹介してきた「ダブルTの立ち方」（18ページ参照）→「中指ウォーキング」（69ページ参照）を意識しつつ、三〇分〜一時間ほど歩いてみましょう。

忙しくてそんな暇なんてないと思うかもしれませんが、悩みがスッキリすればかえって仕事もはかどるでしょう。

また、こうしたウォーキングに加え、肩の力を抜くこともとても大事です。

簡単な方法としては、「手のひら返し」（22ページ参照）や「烏口突起《うこうとっき》ほぐし」（28ページ参照）があります。

スランプに陥っても、こうしたちょっとした心がけを重ねることで意外と簡単に脱出できます。

心が弱っている状態であればこそ、まず体に目を向けることを考えましょう。

体を動かす第一歩として骨ストレッチはとても有効であるはずです。

笑顔こそが最高の「ゆるめる力」

これまで様々なメソッドを紹介してきましたが、ダイエットにも、スポーツにも、そして痛みやコリのケアにも、何より大事なのが笑顔です。

暗い気持ちで体を動かしたところで、なかなか思うように効果はあがりません。

笑顔になるだけで筋肉の緊張がゆるみ、体の柔軟性はさらにアップします。笑顔こそが、実は最高の「ゆるめる力」なのです。

骨ストレッチの講習会でも、参加者の皆さんに真っ先に伝えているのは「笑顔で行うこと」。

しかめ面《つら》になりやすい人は、鏡に顔を映して、一日一回、楽しそうに笑ってみてください。形だけでも構いません、とにかく笑うことを心がけると、気持ちが少しずつほぐれていきます。

ここでは「なぜ笑顔が必要なのか？」、顔の成り立ちを考えながら、もう少し踏み込んで解説していきましょう。

「笑顔になるだけで筋肉がゆるみ、体の柔軟性がアップする」と述べましたが、とりわけ大事なのは鼻筋の筋肉のゆるみです。

まず、次の点を意識して呼吸をしてみてください。

1、笑顔をつくり、その時の鼻筋の状態を意識する。

2、この一帯の筋肉がゆるむのを感じたら、数回、鼻呼吸を繰り返す。

鼻筋の筋肉がゆるむと空気が入りやすくなりますから、それだけでも気持ちがスッキリ解放されていくでしょう。

骨ストレッチ流に解釈するならば、これは「鼻骨《びこつ》がほぐれることで顔のこわばりがとれ、ゆがみが整う」ことを意味します。

もちろん、そうなれば体のこわばりもとれ、自然と体のバランスも整っていくことになるでしょう。笑顔になることで、単に体の緊張がほぐれるだけでなく、顔全体、体全体が整っていくのです。

たとえば、仏像の顔は、表情がとても柔和で、顔全体、体全体がスッキリと整っているのが感じられるでしょう。

日本人が伝統的に大事にしてきたのは、そうした柔らかな表情(和顔《わがん》)であり、振る舞いにほかなりません。

体全体で見ると、鼻骨が整うことで背骨がスッキリと伸び、末端にある鼻骨と尾骨《びこつ》が一本のラインでつながります。

逆にしかめ面ばかりしていると、体が緊張でこわばって、この「鼻骨—尾骨」のラインも崩れてしまうのです。

気持ちがモヤモヤしている時は、意識的に笑みを浮かべて、まず鼻骨をゆるめて、鼻で呼吸することを意識してください。

鼻骨は「美骨」に通じます。鼻骨が整うと顔や体のゆがみがとれ、心も穏やかに、前向きなものに変わっていくでしょう。

笑顔のカギは、顔の中心にある「鼻骨」が握っているのです。

心が「居着《いつ》く」と不自由になる

もう一つ、メンタルを整えるうえで、私は武術の視点を重視しています。

武術家はどのようにメンタルコントロールをしているのでしょうか。

プレッシャーなどで緊張し、体が固まってしまった状態を、武術の世界では「居着く」と呼んでいます。

居着いた状態というのは、当然、力んだ状態とも重なります。

力ずくで問題を解決しようとしているわけですから、それだけでも筋肉が緊張し、体が固まってしまうことがわかりますね。

たとえば、第2章で「ダブルT」で立ち、腕相撲をすることをおすすめしたことを思い出してください（21ページ参照）。その際に、「紙の上に立って、両脚で紙をクシャクシャにしないように意識するだけでも、相手のバランスを簡単に崩せてしまう」とお伝えしました。

お気づきかもしれませんが、これが居着かない状態です。無駄な力が入らない分、体の中心（体幹）からラクに力が発揮でき、非力な人でも相手のバランスを崩せてしまうのです。

逆に踏ん張るということは、地面に居着いてしまった状態です。一見すると踏ん張っているほうが強そうに見えるかもしれませんが、体は緊張し、固まってしまっていますから、実はもろいのです。

こうした居着きの問題は、心についてもまったく同じことが当てはまります。

つまり、**居着かないように考え、発想することで、心がラクになり、これまで出せなかった力が出せるようになる**のです。

腕相撲の実験を誰もがすぐに実行できるように、それは必ずしも難しいことではありません。これまでの発想をほんの少し変えていくだけで、心がほぐれ、ラクな生き方ができるようになります。

以下、プロのアスリートなどにも指導している、この「居着かない心」の磨き方について、一緒に考えていきましょう。

自由に発想できないのはなぜなのか？

「居着かない心」を磨いていくには、こだわりを減らし、自由に発想することが何よりも大事になってきます。

とにかく自由に考え、自由に発想する。……それが一つの答えなのですが、そうは言っても、私たちは自分でも気づかないところで、いろいろなことに縛られてしまっています。

特に日本人は、「真面目《まじめ》病」にかかっている人が多く見受けられます。真面目であることも必要ですが、「人に迷惑をかけない」ということを意識するあまり、大事なことを見失っていると思うのです。

ここで自らに問いかけてほしいのは、「自分をどこまで大事にしているのか？」ということです。

私たちは人に迷惑をかけないことばかり考えて、自分のことをついおろそかにしがちです。

この本では、「体の声を聞く」ことをすすめてきましたが、自分の気持ちを優先しなければ、それもままなりません。体が悲鳴をあげているのに感じとれず、体の不調はどんどんと進んでいくでしょう。

少しくらい迷惑をかけてもいいから自分の気持ちを優先する……そう考えられるようになったほうが、心が軽くなりませんか。

現実の生活のなかで、実際にどんな行動をとるべきか、ここではそんな難しいことを問うているわけではありません。

ただ、「迷惑をかけない」ことばかり考えてしまう、真面目でいい子でいようとする自分から、頭の中だけでもいいので離れてみる。そのうえで、とにかく自由に、好きなように発想してください。

考えるだけでいいのですから、お金も手間もかかりません。誰に気兼ねすることもないでしょう。

そうやって自分を解放させた時の心地よさを、まず大事にしてほしいのです。

このように自由に考える練習をしていくと、心がほぐれ、どんなことに対しても柔軟に対処できるようになっていきます。

「弱い心」を克服しなくてもいい

ただ、誤解しないでほしいのは、「常識に縛られ、居着いてしまう自分をなくしてしまえ！」と言っているわけではありません。

常識に縛られ、居着いてしまう自分の存在をまず認めるところから始めてほしいのです。

私は、指導をしているスポーツ選手に「弱い心をどう克服したらいいか？」と相談を受けることがありますが、「弱い心を克服する必要なんてない」と常に答えるようにしています。

そんな弱い自分もまた自分なのですから、排除してしまおうとしたら、自分を否定することになってしまうからです。

どんなに鍛えようと、経験を積もうと、私たちの心は目の前で起こる出来事にたえず緊張し、揺れ動きます。結果を残せる人の心も決して強いわけではなく、同じように揺れ動いています。

唯一違うところがあるとすれば、ほんの一歩前に踏み出す〝小さな勇気〟を持っているかどうかという点でしょう。

「うまくいかなかったらどうしよう?」「間違っていたらどうしよう?」「失敗したらどう責任を取ろう?」

そんな思いが湧いてきたら、「それを言っているのは誰ですか?」と問いかけてみてください。

もちろん、自分ですよね。誰かに言われているわけではなく、自分が自分に対しそう言っているのです。自分のなかで、もう一人の自分が野次を飛ばしているようなものだとわかるでしょう。

そんな野次に負けてしまうのか、それとも、その声に耳を貸さず、自分がやろうと思ったことにトライしてみるのか。

勇気がある人というのは、たとえ震えながらでも一歩を踏み出そうと行動する人のことです。

逆に言えば、必要なのは〝たったそれだけ〟なのです。

より良く生きるためのメソッド

骨ストレッチを実践することで元気になっていった人は、心の変化も体験しているとお伝えしてきました。

それは、単に体が心地よいだけでなく、これまで自分を縛っていたものから解放される、そんな驚きを伴ったものだったでしょう。

こうした感覚がつかめてくると、体がほぐれ、コリがとれたことで喜んでいたところから、さらにステップアップしたくなってきます。

コリや痛みが軽減されるだけでも大きな変化ですが、それ以上に大事なのは、日常のなかで心地よく生きていられるかどうか。

「体重が○キロ減った」「サイズダウンした」……こうした目に見える変化ばかりを追い求めず、もっと自分の体の声に耳を傾け、実際にラクになれたかどうかを大切にしていきましょう。

心地よい生き方を手に入れたいのなら、心と体をバラバラにはせず、どちらも同じようにゆるめていきましょう。

そのためには、自分の芯を大事にすること。芯にあたる骨は、あなたの大事な「精神」（スピリット）でもあります。骨を大事にできなければ、いくらゆるめても骨抜きになるだけです。

日常のなかにおいても、ただ発想を柔軟にするだけでなく、芯だけはしっかり持ち、「骨のある生き方」を心がけること。せっかく手に入れた「心地よく動く体」を、ぜひ役立ててほしいのです。

体の調子がよくなり、意識の方向づけさえできるようになれば、そうした骨太の生き方も徐々にできるようになっていきます。

「ゆるめる力」で自由自在を目指そう

若い頃には陸上に熱中してばかりいた私が、現役引退後、縁あって武術について学んでいくことで、体の骨組みを動かすコツを知り、これまでとまったく違う生き方をするようになりました。

そこで求められるのは、戦うことではなく、協調し、調和していくことです。武術はスポーツのように勝ち負けを競うのではなく、自分自身が〝生き延びること〟を何よりも重要視しています。

生き延びることを前提にすると、ただ勝つだけでは欠けてしまうものがたくさんあることに気づかされます。ただ生きるのではなく、より良く生きることを追求し、それを分かち合っていかなくては生き延びられないと思うのです。

もちろん、そうした生き方を実現するには、心と体をつねに磨き、豊かな状態にしておくことが必要でしょう。

そう、骨が豊かな「體《からだ》」をつくることが求められるのです。

骨を活用することで、心と体のこわばりがとれ、いまよりももっと元気になれる、人生が楽しくなる。骨ストレッチの「ゆるめる力」で、そんな自由自在な感覚をぜひつかんでください。

あとがき

この本では、「骨ストレッチ」の全容を、初めての人にもイメージできるよう、わかりやすく紹介してきました。

従来のストレッチとは発想そのものが異なるため、戸惑った方もいたかもしれませんが、実際にお読みになり、試してみて、どんな感想を持たれたでしょうか。

キーワードとなる「骨」は、私たちの体を見えないところで支えてくれる大事な存在でありながら、日常のなかで意識する機会はほとんどありません。

肩こりや腰痛になったり、あるいは骨折をした時など、骨が思うように動かない不自由さを実感することはあると思いますが、実は私たちは生きているかぎり、つねに骨を使っているのです。

もっと骨を自由に動かすことができたら、身のこなしがラクになり、心地よく生きていくことができる。……この本を読み、「骨ストレッチ」を知ることでそんな思いを抱いていただけたのなら、とても嬉しく思います。

「骨ストレッチ」はつねに変化し、進歩を続けています。

この本でも、いくつか新しいメソッドを紹介しましたが、「体の骨組みを動かす」という根本は、これからも変わることはないでしょう。

骨は筋肉と違って、肉眼ではとらえることができません。

筋肉は鍛えるほどにビルドアップされ、変化をこの目で確めることができますが、体の骨が動くかどうかは自分自身で感じるしかないのです。

目に見えるもの、計測でき、数値化できるものが、これまでは重視されてきたのかもしれませんが、昔も今も職人さんは、もっと感覚的なものを大事にしています。

それが、コツであり、骨の世界なのです。

数字の世界に慣れすぎてしまっている人には、ちょっととらえどころがないと感じられるかもしれませんが、コツをつかむと体は驚くように動きはじめます。

そこで得られた実感を大事にすれば、私たちの体がいかに豊かな可能性に満ちているか感じとれるでしょう。

最後になりましたが、この本の制作にあたって、文藝春秋の森正明さん、番洋樹さん、志水隆さん、そして長沼敬憲さんには大変お世話になりました。

また、私の武術の師匠にあたる甲野善紀先生、帝京平成大学の竹内京子先生、私を支えてくれている全国の「骨ストレッチ」認定指導員の皆さんにも感謝を申し上げます。

どうもありがとうございました。

二〇一五年六月

松村卓

松村 卓（まつむら・たかし）
1968年、兵庫県生まれ。スポーツケア整体研究所代表。中京大学体育学部体育学科卒業。陸上短距離のスプリンターとして全日本実業団6位などの実績を持つ。引退後、スポーツトレーナーに転身。ケガが多かった現役時代のトレーニングを根底から見直し、筋肉ではなく骨の活用に重点を置いた「骨ストレッチ」「松村式ランニング」を考案。多くのアスリートの指導にあたる。著書に『「骨ストレッチ」ランニング』『「筋肉」よりも「骨」を使え！』（共著・甲野善紀）など。
http://www.sportcare.info

ブックデザイン　番 洋樹
写真　志水 隆
モデル　本間ゆかり
ヘアメイク　猪狩友介
編集協力　長沼敬憲

ゆるめる力《ちから》　骨《ほね》ストレッチ

2015年7月15日　第1刷発行
2015年9月5日　第2刷発行

著　者　松村《まつむら》　卓《たかし》
発行者　鈴木洋嗣
発行所　株式会社　文藝春秋
〒102-8008　東京都千代田区紀尾井町3-23
電話 03-3265-1211
印　刷　光邦
製　本　大口製本

ISBN978-4-16-390299-9